U0203329

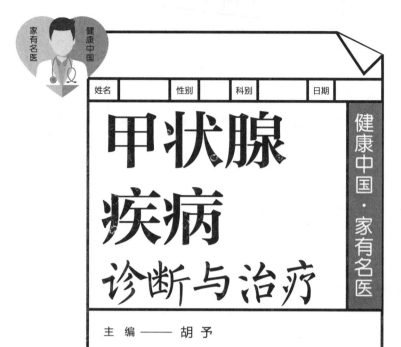

| 姓名 | | 性别 | | 科别 | | 日期 | |

甲状腺疾病

诊断与治疗

健康中国·家有名医

主编——胡予

S 上海科学技术文献出版社

Shanghai Scientific and Technological Literature Press

图书在版编目（CIP）数据

甲状腺疾病诊断与治疗／胡予主编．—上海：上海科学技术文献出版社，2020

（健康中国·家有名医丛书）

ISBN 978-7-5439-8103-4

Ⅰ．①甲…　Ⅱ．①胡…　Ⅲ．①甲状腺疾病—诊疗—普及读物　Ⅳ．① R581-49

中国版本图书馆 CIP 数据核字（2020）第 053941 号

策划编辑：张　树
责任编辑：付婷婷　张亚妮
封面设计：樱　桃

甲状腺疾病诊断与治疗
JIAZHUANGXIAN JIBING ZHENDUAN YU ZHILIAO
主编　胡　予
出版发行：上海科学技术文献出版社
地　　址：上海市长乐路 746 号
邮政编码：200040
经　　销：全国新华书店
印　　刷：常熟市人民印刷有限公司
开　　本：650×900　1/16
印　　张：15.75
字　　数：163 000
版　　次：2020 年 7 月第 1 版　2020 年 7 月第 1 次印刷
书　　号：ISBN 978-7-5439-8103-4
定　　价：35.00 元
http://www.sstlp.com

"健康中国·家有名医"丛书总主编简介

王 韬

同济大学附属东方医院主任医师、教授、博士生导师，兼任上海交通大学媒体与传播学院健康与医学传播研究中心主任。创立了"达医晓护"医学传播智库和"智慧医典"健康教育大数据平台；提出了"医学传播学"的学科构想并成立"中国医学传播学教学联盟"。任中国科普作家协会医学科普创作专委会主任委员、应急安全与减灾科普专委会常务副主任委员、中华预防医学会灾难预防医学分会秘书长。全国创新争先奖、国家科技进步奖二等奖、上海市科技进步奖一等奖、中国科协"十大科学传播人物"获得者。"新冠"疫情期间担任赴武汉国家紧急医学救援队（上海）副领队。

李校堃

微生物与生物技术药学专家，中国工程院院士，教授、博士生导师，温州医科大学党委副书记、校长、药学学科带头人，基因工程药物国家工程研究中心首席专家。于1992年毕业于白求恩医科大学，1996年获中山医科大学医学博士学位。2005年入选教育部新世纪优秀人才，2008年受聘为教育部"长江学者奖励计划"特聘教授，2014年入选"万人计划"第一批教学名师。长期致力于以成纤维细胞生长因子为代表的基因工程蛋白药物的基础研究、工程技术和新药研发、临床应用及转化医学研究，在国际上首次将成纤维细胞生长因子开发为临床药物。先后获得国家技术发明奖二等奖、国家科技进步奖二等奖等，发表论文200余篇。

"健康中国·家有名医"丛书编委会

本书编委会

总　　序

健康是人生最宝贵的财富，然而疾病却是绕不开的话题。2020 年中国人民共同经历了一场战"疫"，本应美如画卷的春天，被一场突如其来的疫情打破。这让更多人认识到健康的重要性，也激发了全社会健康意识的觉醒。

现代社会快节奏和高强度的生活方式，使我们常常处于亚健康状态。美食诱惑、运动不足、嗜好烟酒，往往导致肥胖，诱发高血压、高血脂、高血糖、高尿酸乃至冠心病、脑卒中，甚至损伤肺功能，造成肾功能衰退，而久病卧床又会造成肺炎、压疮、下肢血管栓塞等衍生疾病……凡此种种，严重影响人们的健康生活。

"经济要发展，健康要上去"是每个老百姓的追求，健康是人们最具普遍意义的美好生活需要。鉴于此，上海科学技术文献出版社策划出版了"健康中国·家有名医"丛书。丛书作者多为上海各三甲医院临床一线专科医生，遴选临床常见病、多发病，为广大读者提供一套随时可以查阅的医学科普读物。

如今，在国内抗"疫"获得阶段性胜利的情况下，全国各地逐渐复工复产，医务人员和出版人也在用自己的实际行动响应政府号召。上海科学技术文献出版社精心打造的这套丛书，为全社会健康保驾护航，让大众在疫情后期更加关注基础疾病的治疗，提高机体免疫力，在这场战"疫"取得全面胜利的道路上多占

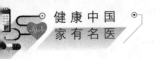
得一些先机,也希望人们可以早日恢复健康生活。

本丛书秉承上海科学技术文献出版社曾经出版的"挂号费"丛书理念,作为医学科普读物,为广大读者详细介绍了各类常见疾病发病情况,疾病的预防、治疗,生活中的饮食、调养,疾病之间的关系,治疗的误区,患者的日常注意事项等。其内容新颖、系统、实用,适合患者、患者家属及广大群众阅读,对医生临床实践也具有一定的参考价值。本丛书版式活泼大气、文字舒展,采用一问一答的形式,逻辑严密、条理清晰,方便阅读,也便于读者理解;行文深入浅出,对晦涩难懂的术语采用通俗表达,降低阅读门槛,方便读者获取有效信息,是可以反复阅读、随时查询的家庭读物,宛若一位指掌可取的"家庭医生"。

本丛书的创作团队,既是抗"疫"的战士,也是健康生活的大使。作为国家紧急医学救援队的一员,从武汉方舱医院返回上海的第一时间能够看到丛书及时出版,我甚是欣慰。衷心盼望丛书可以让大众更了解疾病、更重视健康、更懂得未病先防,为健康中国事业添砖加瓦。

王 韬

中国科普作家协会医学科普创作专委会主任委员

赴武汉国家紧急医学救援队(上海)副领队

2020 年 4 月 3 日于上海

目　录

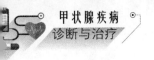

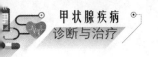

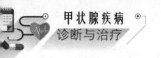

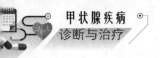

患了甲状腺疾病可能会有的一些表现

甲状腺增大到什么程度可定义为甲状腺肿大

甲状腺的大小随年龄、性别、体重及生理状况的不同而不同:新生儿甲状腺不到 2 g,青春期则增大到 18 g,成人一般在 20～25 g,而老年人则减小到 15～20 g,怀孕妇女可适当增大。正常大小的甲状腺用手摸不到,肉眼也看不见。一旦甲状腺用手可以摸到,并随吞咽动作在颈部上下移动,即使肉眼看不到也可定为甲状腺肿大,此时甲状腺已增大到大约正常的 1 倍,即超过 30～35 g。如果肉眼就能看到颈部喉结下两侧饱满、甚至颈部增粗,并随吞咽上下活动,说明甲状腺肿大已非常明显,诊断也很容易成立了。

甲状腺肿大程度如何划分

正常情况下,甲状腺很小而且很薄,因此既看不到也摸不到。只有在特定的生理情况(如青春发育期、妊娠期)和疾病状态下,甲状腺才可能在颈部检查时被发现。甲状腺肿大通常可分为:轻度(Ⅰ度)、中度(Ⅱ度)和重度(Ⅲ度)。甲状腺轻度(Ⅰ度)

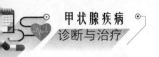
肿大指虽然眼睛看不到,但手可以摸到;中度(Ⅱ度)肿大则指颈部可以看到并且摸到肿大的甲状腺,但甲状腺没有超过胸锁乳突肌的后缘;而重度(Ⅲ度)肿大则表示肿大的甲状腺超出了胸锁乳突肌的后缘。

引起甲状腺肿大的原因有哪些

甲状腺肿大是临床常见的体征之一,原因多种多样,常见的原因如下。

(1) 碘缺乏和碘过剩:碘缺乏是地方性甲状腺肿的主要原因,多见于远离海洋且地势较高的内地、山区。当环境缺碘、血液中无机碘的浓度降低时,甲状腺组织增生,摄碘功能增强,从而尽量在低碘的状态下使甲状腺从血液中摄取足够的碘,以保证合成足量的甲状腺激素,供给机体组织的生理需要。但是当缺碘严重时,这种代偿机制仍不能维持正常的甲状腺功能,甲状腺则优先分泌需碘量较少而活性较强的 T_3 同时减少合成分泌 T_4,而血液中 T_4 的浓度是调节垂体产生促甲状腺激素的主要因素。T_4 降低使促甲状腺激素大量产生,从而使甲状腺增生、肿大。相对性碘缺乏则可见于青春期、妊娠期、哺乳期、更年期及精神刺激、外伤等。碘剩余则是由于长期摄取过多碘,甲状腺组织中无机碘离子过多,反而阻碍碘的有机化过程,致 T_4 合成减少;同时高碘还可能抑制 T_4 释放,使血中 T_4 更加缺乏,因而促甲状腺激素分泌增加,引起甲状腺肿大。

（2）致甲状腺肿物质：有些食物可能与甲状腺肿大发生有一定关系：如长期大量吃卷心菜可以引起甲状腺肿大，卷心菜中的有机氰化物可以影响甲状腺激素合成，继而引起甲状腺代偿性增大；木薯中含有的氰化物氰酸糖等在食后会产生硫氰酸盐，阻止甲状腺摄取碘，从而影响甲状腺激素合成；萝卜和芸香菜含有硫脲类物质，可引起甲状腺肿；久食大豆还可妨碍肠道内甲状腺激素的重吸收，使甲状腺激素在粪便中丢失增多，继而引起甲状腺激素的相对不足。有人发现，婴儿在喂以大豆饮食时出现甲状腺肿大。当去除大豆的成分后，甲状腺肿大自行消退。长期食用豌豆、花生等也有可能引起甲状腺肿大，它们可能产生一种5-乙烯-2-硫氧氮五环的物质，这种物质有致甲状腺肿大的作用。除了食物以外，长时间服用某些药物如氯化钾、过氯酸盐、对氨水杨酸、保泰松、磺胺及硫脲类药物等，都能妨碍甲状腺激素的合成或者释放，导致血液循环中甲状腺激素减少，促甲状腺激素反馈性增多，引起甲状腺肿大。

（3）先天性甲状腺激素合成缺陷：甲状腺激素在合成过程中需要多种特殊酶的催化作用才能完成。由于基因异常而导致的各种酶发生形态结构及功能的变化，都可能导致甲状腺激素合成及分泌的减少，从而反馈性增高促甲状腺激素，引起甲状腺肿大。

甲状腺肿大可见于哪些疾病

（1）单纯性甲状腺肿：不伴有甲状腺功能的变化，可表现为

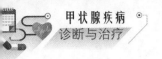

弥漫性、结节性或混合性甲状腺肿。

(2) 甲状腺性甲状腺功能亢进:①弥漫性甲状腺肿伴甲状腺功能亢进又称为毒性弥漫性甲状腺肿(即格雷夫斯病,Graves病),主要表现为怕热、多汗、消瘦、烦躁、心慌、手颤等,甲状腺呈弥漫性肿大,多伴有突眼征。②多结节性甲状腺肿伴甲状腺功能亢进,又称毒性多结节甲状腺肿。除了甲状腺功能亢进的表现外,甲状腺肿大明显,甚至可延伸至胸骨后,表面可摸到多个结节。③自主性高功能性腺瘤,又称单结节性高功能性甲状腺肿或毒性单结节性甲状腺肿。其特点是结节内的甲状腺组织产生过量的甲状腺激素而使患者表现出甲状腺功能亢进,且其功能不受甲状腺的上一级"主管"腺体,即腺垂体产生的促甲状腺激素的调节,表现为功能自主性,而结节外的甲状腺组织功能受到抑制。

(3) 甲状腺肿瘤:①甲状腺腺瘤,是一种良性腺瘤,可单发或多发,往往边界比较清楚,表面光滑,质地柔软,多不伴有甲状腺功能改变。②甲状腺癌,是最常见的内分泌系统恶性肿瘤,可向周围组织侵犯和淋巴结转移。根据其组织学不同可分为乳头状腺癌、滤泡性腺癌和未分化癌等。

(4) 甲状腺炎:①急性化脓性甲状腺炎,相当少见,为细菌感染所致。表现为高热、寒战、甲状腺红肿热痛,拒绝触摸。甲状腺激素和甲状腺摄碘率均可在正常水平。②亚急性甲状腺炎,由病毒感染引起。先有上呼吸道感染症状,随后出现发热、甲状腺肿痛。甲状腺肿多为单侧性,甲状腺激素常增高而甲状腺摄碘率明显下降。③慢性淋巴细胞性甲状腺炎,又称桥本病,是一种自身免疫病,多见于女性。甲状腺呈弥漫性肿大,可有结节,而疼痛和压痛不明显,后期多发生甲状腺功能减退症。

甲状腺功能亢进症的典型表现有哪些

当患有甲状腺功能亢进症时,患者常常出现心慌、怕热、多汗、多食易饥,体重减轻、明显消瘦,大便次数增多甚至腹泻。还可能出现手部颤抖、疲乏无力、脾气急躁、心律失常等。女性患者可有月经减少,甚至闭经。部分甲状腺功能亢进症患者可出现眼球突出和甲状腺肿大。但少数甲状腺功能亢进症患者症状可以不十分典型,有的表现为食欲下降,饭量减少,甚至出现厌食;有的表现为抑郁、淡漠,这些表现往往出现在老年甲状腺功能亢进症的患者中,有时不易识别。

甲状腺功能减退症的典型表现有哪些

甲状腺功能减退症患者的表现多种多样,容易被忽视。相对常见的表现包括乏力、嗜睡、怕冷、大便干结,病情严重的患者出现体温偏低、面部水肿和下肢肿胀。甲状腺功能减退症患者心跳多缓慢,也可以有心律不齐,特别严重的患者可以出现昏迷,甚至引起死亡。

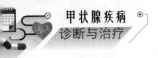

哪些疾病会出现甲状腺肿块

通过体格检查或超声波检查,发现甲状腺有单个或多个结节十分常见,其中又以甲状腺多个结节更加常见。无论是单结节还是多发结节,都应该进行进一步检查,明确结节的性质和功能,以利于早期、及时、正确治疗。

哪些疾病会出现甲状腺痛

当你感觉颈前部疼痛并有发热,尤其可在甲状腺部位摸到肿块并有压痛时,应想到有无急性或亚急性甲状腺炎的可能。

了解一些甲状腺及甲状腺疾病的常识

什么是甲状腺

甲状腺是人体最大的内分泌腺。甲状腺分为左右两叶,中间相连(称峡部),呈"H"形,形如蝴蝶,犹如盾甲,故名。有时自峡部向上伸出一个锥状叶,长短不一,为胚胎发育的遗迹,常随年龄增长而逐渐退化,故儿童较成年人为多。甲状腺每个侧叶长4～5 cm,宽2～3 cm,厚2 cm,上极尖细,下极圆钝,前凸背凹;峡部高宽各约2 cm,厚0.5 cm。甲状腺侧叶后面有甲状旁腺,通常为4枚,分泌甲状旁腺激素,调节钙磷代谢。

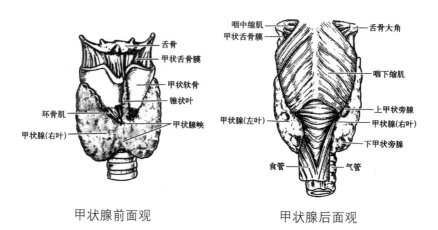

甲状腺前面观　　　　　甲状腺后面观

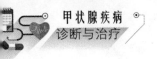

甲状腺在身体的什么部位

甲状腺位于颈部前下方的气管前、颈前肌肉群后、环状软骨和胸骨上切迹之间,吞咽时可随喉部上下移动。再具体些,我们平常所说的"喉结",自己都能触到,甲状腺就位于"喉结"的下方2～3 cm处。正常情况下,颈部既看不到也摸不到甲状腺。如果在颈部能够摸到甲状腺,即使看不到,也认为是甲状腺发生了肿大。这种程度的肿大往往是生理性的,尤其是在女性青春发育期,一般不是疾病导致的,但有时也可以是病理性的。

甲状腺从胚胎3周龄时开始发育,从舌根部开始逐渐移行到颈部的最终位置。甲状腺在移行的过程中出现任何异常,可表现为甲状腺的异位生长。

甲状腺有什么功能

甲状腺是内分泌系统的一个重要器官,和人体其他系统(如呼吸系统等)不同,它和神经系统紧密联系,相互作用,相互配合,维持机体的内环境相对稳定,因此被称为两大生物信息系统。

甲状腺对碘有很强的聚集作用,虽然通常腺体中的碘含量比血液中的含量高25～50倍,但每日饮食摄入的碘仍有1/3进入甲状腺,全身含碘量的90%都集中在甲状腺。

甲状腺在神经系统和促甲状腺激素的刺激下分泌甲状腺激素,作用于人体相应器官而发挥生理效应:包括产热、诱导蛋白合成、促进脂肪合成和降解(以降解较明显)、调节激素对糖原的作用、利尿及维生素代谢等。

甲状腺中还有滤泡旁细胞,又称 C 细胞,分泌降钙素,调节骨骼代谢。降钙素通过抑制破骨细胞活动,减弱溶骨过程,增强成骨过程,使骨组织释放的钙磷减少,钙磷沉积增加,因而使血液中钙与磷的含量下降。此外,降钙素还通过抑制肾小管对钙、磷的重吸收,使钙、磷从尿中排出增多,进一步降低血钙和血磷。

碘从何而来 ⊃

正常成年人每日碘的需要量为 $80\sim150~\mu g$,进入体内的碘以无机碘化物、元素碘和有机碘 3 种形式存在。碘摄入不足或过多均可导致甲状腺疾病的产生。研究证明,人体每日最少需碘 $44\sim75~\mu g$。每日碘摄入量小于 $50~\mu g$ 的人群,就会有甲状腺肿流行,当每日碘摄入量达 $100~\mu g$ 时,甲状腺肿大率便可降至 10% 以下。很多调查结果表明,人群每日尿碘达 $100~\mu g$ 以上,可有效地防止甲状腺肿发生。

碘广泛分布于自然界,岩石、土壤、水、空气中都含有微量的碘。海水碘含量($50.0~\mu g/L$)大于陆地水碘含量($5.0~\mu g/L$);海洋空气碘含量($100~\mu g/L$)明显高于陆地空气碘含量($0.7\sim125~\mu g/L$)。有机界中的碘含量一般大于无机界,而动物体内碘含量又常大于

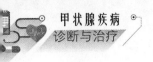

植物。有机物中以海产品如海带、紫菜、贝类、海鱼含碘量最高,其次为蛋、乳、肉类,粮食、蔬菜、水果含碘量较低。陆地植物含碘量与土壤含碘量有直接关系,陆地植物的平均含碘量在每千克 1 mg以下。陆生及海生脊椎动物体内的碘大部分聚集于甲状腺中,鱼的肝脏脂肪中碘含量较高,淡水鱼含碘量仅为海鱼的 1/10 或更少。人体内含碘量的多少与居住的外环境和每日的碘摄入量有关。

由于土壤、水分、饮食中含碘量的差异,不同地区人群的日摄碘量变化较大。摄碘量较高的日本人每日摄碘高达 800 μg。碘的供给量一般应为生理需要量的 2 倍。世界卫生组织推荐的每日摄碘量为:0~6 岁≥90 μg, 7~12 岁≥120 μg, 12 岁以上及成人≥150 μg,孕妇 200 μg。

甲状腺腺细胞有很强的摄碘能力。甲状腺器官内含碘量最多为 8~15 mg,占全身含碘量的 90%,每克甲状腺含碘 0.4 mg。人体每天从饮食中摄取 100~200 μg 碘,其中约有 1/3 的碘进入甲状腺。人体碘的来源主要包括 4 个方面。

(1) 随食物和水摄入。

(2) 从体内甲状腺激素等含碘物质的代谢中释放出来。

(3) 随特定药物、造影剂等进入体内。

(4) 在某些特殊情况下经皮肤、肺进入体内。

甲状腺激素是怎样合成的

甲状腺分泌的有生物活性的激素有甲状腺素(又名四碘甲

状腺原氨酸,T_4)和三碘甲状腺原氨酸(T_3)两种。它们是一组含碘的酪氨酸,以碘和酪氨酸为原料在甲状腺腺细胞内合成。甲状腺激素的合成过程包括3步。

(1)甲状腺腺泡聚碘:由肠道吸收的碘进入血液病循环至甲状腺时,被腺泡上皮细胞膜上的碘泵主动摄取入细胞内,这一过程需要消耗能量。正常情况下,用同位素($Na^{131}I$)示踪法观察甲状腺,发现有20%~30%的放射性碘被摄入甲状腺。临床常用摄取放射性碘的能力来检查与判断甲状腺的功能状态。

(2)碘的活化:摄入甲状腺细胞内的碘离子在腺泡上皮细胞内特定的部位被甲状腺过氧化酶和过氧化氢活化,然后与甲状腺球蛋白的酪氨酸残基结合形成碘化酪氨酸,包括单碘酪氨酸和双碘酪氨酸。

(3)甲状腺激素的合成:2个分子的双碘酪氨酸在甲状腺过氧化物酶的作用下耦联生成四碘甲状腺原氨酸(T_4);1个分子的单碘酪氨酸与1个分子的双碘酪氨酸发生耦联,形成三碘甲状腺原氨酸(T_3)。

甲状腺过氧化酶的作用是促进碘活化、酪氨酸残基碘化及碘化酪氨酸的耦联等,在甲状腺激素的合成过程中起关键作用。在一个甲状腺球蛋白分子上,T_4 与 T_3 之比为 20∶1,这种比值常受碘含量的影响,当甲状腺内碘化活动增强时,T_4 含量相应增加,在缺碘时,则 T_3 含量明显增加。

甲状腺激素如何储存和释放

甲状腺激素以胶质的形式储存在滤泡腔内。人体内甲状腺

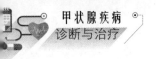

激素的储存量极大,激素转换率每天仅为1％,一般可供机体2～3个月之需,这使得人体可以在饮食中碘含量变化较大的情况下依然能够维持血液中的甲状腺激素浓度。

甲状腺受到促甲状腺激素的刺激后,滤泡细胞先通过吞饮作用把滤泡腔内的甲状球蛋白吞入腺细胞,在溶酶体蛋白水解酶的作用下,使甲状球蛋白分解,解脱下来的 T_4 和 T_3 因能抗拒脱碘酶的作用,分子又小,可以透过毛细血管进入血液循环。甲状球蛋白分子上的 T_4 数量远远超过 T_3,所以分泌的激素中 T_4 约占总量的90％,T_3 分泌量较少,但其活性大,是 T_4 的5倍。T_4 每日分泌总量约 $90\sim110\ \mu g$,T_3 约 $5\ \mu g$。

甲状腺是内源性 T_4 的唯一来源。T_4 释放入血后,一部分与血浆蛋白结合,另一部分则呈游离状态在血中运输,两者之间可以互相转换,维持其在血液中的动态平衡。甲状腺分泌的 T_3 占全部 T_3 的20％,其余的80％则是 T_4 在外周组织经过脱碘酶的作用转化而来。T_3 释放入血后,因为与血浆蛋白的亲和力小,主要以游离型存在。

结合型的 T_3 加上游离型的 T_3 称为总 T_3;结合型的 T_4 加上游离型的 T_4 称为总 T_4。只有游离型的激素具有活性,能进入细胞发挥作用;而结合型的激素则暂时不具备活性,只是一种激素的储备形式。只有当机体需要时,结合型的激素才从载体蛋白分离出来,转变为游离型激素,继而迅速发挥作用。

甲状腺激素有哪些生理作用

甲状腺激素的生物学作用主要有下列3方面。

1. 促进生长发育

甲状腺激素是正常生长和骨骼成熟所必需的激素,对生长发育有重要影响。甲状腺激素促进生长发育作用最明显的时间段是婴儿期,尤其在出生后前4个月内。它主要促进骨骼、脑和生殖器官的生长发育。在人体生长发育过程中,甲状腺激素和生长激素起协同作用。若没有甲状腺激素,垂体的生长激素也不能发挥作用。而且,甲状腺激素缺乏时,垂体生成和分泌生长激素也减少。所以先天性或幼年时缺乏甲状腺激素,引起呆小病。呆小病患者的骨生长停滞而身材矮小,上、下半身的长度比例失常,上半身所占比例超过正常人,又因神经细胞树突、轴突、髓鞘及胶质细胞生长障碍,脑发育不全而智力低下,其性器官也不能发育成熟。而上述症状能通过及时足量补充甲状腺素而改善,因此早期发现和治疗尤为重要。当发现新生儿甲状腺功能低下时,应在1岁之内适量补充甲状腺激素,这对中枢神经系统的发育和脑功能的恢复有效。迟于此时期,以后即使大量补充 T_3 或 T_4,也不能恢复其正常功能,因而治疗往往无效。但需注意,过量甲状腺激素也可促进骨、牙、皮肤及头发分解代谢加快。因此,人类的正常发育有赖于正常的甲状腺功能。

2. 影响机体代谢

(1) 产热效应:甲状腺激素可提高大多数组织的耗氧率,增加产热效应,以维持正常体温和生命活动。这种促进产热效应可能是因为甲状腺激素能增加细胞膜上钠钾泵的合成,并能增加其活力,而后者是一个耗能过程。甲状腺素使基础代谢率增高,1 mg 甲状腺素可增加产热 4 000 kJ。甲状腺功能亢进症患

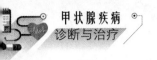

者的基础代谢率可增高 35% 左右;而功能低下患者的基础代谢率可降低 15% 左右。

(2) 蛋白质代谢:正常情况下甲状腺激素主要是促进蛋白质合成,特别是使骨、骨骼肌、肝脏等蛋白质合成明显增加,这对幼年时期的生长、发育具有重要意义。同时甲状腺激素也能诱导某些特殊酶系的合成。然而,当甲状腺激素分泌过多时,蛋白质(特别是骨骼肌的蛋白质)大量分解,因而患者表现为消瘦无力。

(3) 糖代谢:甲状腺激素有促进糖的吸收、促进外周组织对糖的利用等作用。此外,甲状腺激素也可通过调节其他激素特别是儿茶酚胺及胰岛素对糖原的作用而影响机体的糖稳态:小剂量甲状腺激素增加糖原合成,大剂量则促进糖原分解。

(4) 脂肪代谢:甲状腺激素同时促进脂肪合成和降解,以降解更为明显。因此甲状腺功能亢进症时,血浆胆固醇浓度降低;而甲状腺功能减退症时则由于分解减慢而使血浆胆固醇浓度升高。

(5) 维生素代谢:甲状腺激素调节组织中维生素的含量。甲状腺激素过多时,组织中水溶性和脂溶性维生素的含量降低,同时维生素转化成辅酶的能力也受到影响。

(6) 水盐代谢:甲状腺激素有利尿作用,可导致骨质脱钙。

总之,甲状腺激素可加速糖和脂肪代谢,特别是促进许多组织的糖、脂肪及蛋白质的分解氧化过程,从而增加机体的耗氧量和产热量。

3. 其他方面

甲状腺激素对于一些器官的活动也有重要的影响。

（1）神经肌肉系统：甲状腺激素与大脑的发育和功能活动密切相关，对维持神经系统的兴奋性有着重要的意义。甲状腺激素过多或过少均可引起精神神经症状，脑电图出现异常。甲状腺激素过多时，肌肉神经应激性增高、震颤，且可发生肌肉病变；过少时，则表现为全身肌肉体积增大，但收缩缓慢。

（2）心血管系统：甲状腺激素可直接作用于心肌，促进肌质网释放钙离子，使心肌收缩力增强，心率加快。也可通过加强儿茶酚胺的作用而影响心血管系统。甲状腺激素过多可引起心血管兴奋性增高，心率增快，血压增高。长此以往，还可导致心脏增大，心律失常，严重者还可引起心力衰竭。甲状腺激素不足时，则心血管兴奋性降低，心率减慢，血压降低。长久则可引起心脏黏液性水肿，发生心脏肿胀，严重者可引起心包积液和心力衰竭。

不同时期甲状腺功能有何变化

人的一生要经历数个阶段，在某些特定的阶段，甲状腺功能亦会有相应的变化以适应特别的需求。

（1）妊娠期：正常妊娠过程中甲状腺体积会增大，功能也会发生变化，孕期第一阶段，甲状腺球蛋白增高，从而使总 T_3，T_4 水平升高达非妊娠时的 2 倍。妊娠第 10～12 周，游离 T_3 和 T_4 轻度增高。至妊娠 20 周左右，游离 T_3 和 T_4 有所恢复。妊娠第二、三阶段，由于母体排碘增加，同时需要提供胎儿甲状腺所需

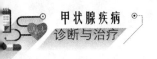

的碘,此时碘的摄入量较非孕期有所增加。碘的相对不足将导致甲状腺肿大。

(2)胎儿期:胎儿的甲状腺发挥功能始于妊娠第一阶段末。之后,胎儿体内的甲状腺球蛋白和总 T_3、T_4 持续升高。相对于游离 T_4 而言,胎儿的 T_3 水平则较低。

(3)新生儿期:出生后数小时,新生儿血清 T_3、T_4 和甲状腺球蛋白浓度迅速升高,以适应环境温度的降低。至第 10 天左右,血清 T_3、T_4 浓度稍有降低,但仍超过正常成人的水平。出生第 1 年,T_3 轻度升高,以后逐渐降至正常。

(4)老年期:老年人游离 T_4 在正常范围,但 T_3 水平下降,尤其是百岁老人。

什么是促甲状腺激素

促甲状腺激素(thyroid-stimulating hormone, TSH)由脑部腺垂体分泌,有促进甲状腺的生长、甲状腺滤泡上皮细胞增生,以及促进甲状腺激素合成和释放的功能。TSH 能增进甲状腺组织的能量代谢,同时促进脂肪溶解,释放游离脂肪酸。

TSH 的分泌有昼夜节律变化,高峰在晚上 23 时～24 时,低谷则在上午 11 时,但此节律对血清 T_3 和 T_4 水平基本没有影响。TSH 的分泌也受到中枢神经系统和甲状腺素的调节。

血清 TSH 含量与年龄有关:老年人及儿童含量较高,青春期最低,而后随着年龄增长又逐渐升高。孕妇由于生理需要,

TSH分泌增加。因此其血清参考值因年龄及测定方法而异。

促甲状腺激素对甲状腺功能有何影响

促甲状腺激素(TSH)的功能主要有:①促使甲状腺增生肥大,血流增加,使甲状腺滤泡上皮细胞变成高柱样;②促进甲状腺激素释放,增加滤泡细胞对滤泡腔内胶质的摄取,在溶酶体酶系作用下裂解而产生甲状腺激素;③促进甲状腺激素合成,促进滤泡上皮对碘的摄取及有机化。

诊断甲状腺疾病需要做的一些检查

甲状腺功能有哪些常用测定方法

测定甲状腺功能的方法有很多,临床医师会根据不同的需要和目的开具不同的检查。具体而言,按照甲状腺激素的调节、合成、分泌和外周作用将各种甲状腺功能测定大致分为下列五大类。

(1) 甲状腺激素合成功能测定:其中最常使用甲状腺摄碘-131率,甲状腺显像。

(2) 血液循环中甲状腺激素浓度的测定:包括血清总甲状腺素(TT_4)、总三碘甲状腺氨酸(TT_3)、反 T_3(rT_3)、游离甲状腺素(FT_4)、游离三碘甲状腺原氨酸(FT_3)等。

(3) 有关自身抗体的免疫检查:包括抗甲状腺球蛋白(TG)抗体、抗甲状腺微粒体抗体、甲状腺过氧化物酶抗体和促甲状腺受体抗体。免疫学检查有助于了解甲状腺疾病的病因和发病机制。

(4) 丘脑-垂体-甲状腺轴调节关系:包括血清 TSH 测定、T_3 抑制试验,TRH 兴奋试验。

(5) 甲状腺激素的外周组织代谢效应:如 T_3 核内受体结合位点测定。

什么是甲状腺摄碘-131率检查

甲状腺摄碘-131率检查是诊断甲状腺功能的重要方法,利用示踪剂碘-131能被甲状腺摄取,且能放出γ线的特性,用探测器在甲状腺部分测出甲状腺对碘-131的摄取。临床上用以作为甲状腺功能亢进症、甲状腺炎、甲状腺功能减低等疾病的辅助诊断。甲状腺部位3小时和24小时摄碘-131率分别为5%～25%以及20%～45%。

甲状腺摄碘-131率检查需要注意什么

由于甲状腺摄碘-131率需测定24小时摄取率,故患者需连续检查2天。检查第一天需口服有关药物。为保证药物充分吸收,检查当日清晨6时后不能进食以保持空腹,待服药后1小时方可进食。为使检查结果正确可靠,须做到以下几点。

(1) 检查前1个月内不得服用抗结核药物、激素、口服避孕药、可的松、甲状腺制剂及抗甲状腺药物。甲状腺功能亢进、甲状腺癌需碘-131治疗者除外。

(2) 检查前2个月内不得服用含碘药物及食物,如碘剂、昆布、海藻、海带、牡蛎、海蜇、紫菜、蛏子等。

(3) 曾做碘油造影者,1年内不宜做此项检查。

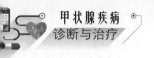

（4）月经期间可进行此项检查,妊娠 3 个月以上则不宜进行。

（5）哺乳期间服碘-131 后,需停止母乳喂养。

甲状腺摄碘-131 率检查前食物和药物的应用有限制吗

建议如下:甲巯咪唑,检查前停药＞3 天;丙硫氧嘧啶,检查前停药＞14 天;含碘的复合维生素,检查前停药＞7 天;甲状腺激素制剂,检查前停药＞14 天;海带、琼脂、卡拉胶和含碘中草药,检查前停药＞2～3 周;水溶性的静脉用含碘造影剂,检查前停药＞6～8 周;脂溶性的静脉用含碘造影剂,检查前停药＞4～24 周;胺碘酮,检查前停药＞12～24 周。

什么是甲状腺显像

甲状腺显像是一种无创的检查方法,其原理和摄碘-131 相同,但应用方法不同。示踪剂除碘-131 以外,还有碘-123、铊-201、五价锝-99m 标记二巯基丁二酸(锝-99m(V)-DSMA)等,可多次反复应用。该检查不仅可以提供甲状腺的形态学改变,更重要的是可以提供有关甲状腺功能的信息。临床上可应用于以下情况。

（1）了解甲状腺的形态、大小、位置和功能状况。

（2）诊断异位甲状腺:异位甲状腺多位于舌根部、舌骨下和胸骨后,甲状腺显像还将有助于上述部位肿物的鉴别诊断,对决定治疗方案有重要意义。

(3) 甲状腺结节的诊断和鉴别诊断:从甲状腺显像图像上将结节分为热、温、凉、冷 4 类结节。4 类结节各有不同的临床意义,其中冷结节中甲状腺癌占 20%～25%。

(4) 判断颈部肿块与甲状腺的关系:肿块聚集锝-99m,即为甲状腺组织;肿块不聚集锝-99m,但与之相近的甲状腺轮廓不完整,提示肿块与甲状腺有密切关系。

(5) 功能性甲状腺癌转移灶的诊断和定位:分化较好的甲状腺癌及其转移灶,因具有摄碘-131 的功能而可以显影。

(6) 甲状腺炎的诊断:甲状腺炎症时,其显像普遍不良,但不同病期会有不同的表现,结合临床症状可进行综合判断。

(7) 移植甲状腺的监测和甲状腺手术后残留甲状腺组织的观察。

甲状腺的同位素显像有哪几类

甲状腺同位素显像包括:①甲状腺静态显像,指在甲状腺摄取碘-131 后,通过显像仪进行静态显像,了解碘-131 在甲状腺内的分布情况,由于锝与碘一样也可被有功能的甲状腺组织摄取和利用,而且受外界因素影响小,临床上也用锝剂来进行甲状腺的显像。②甲状腺血流显像,甲状腺血流显像是通过静脉注射锝-99m 剂后启动 γ 照相机或 SPE-CT 进行动态显像,进而观察甲状腺的血流

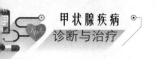

灌注情况,可用于甲状腺功能亢进症的辅助诊断和甲状腺结节性质的鉴别。③甲状腺阳性显像,通过静脉注射一些特定的同位素后启动γ照相机或 SPE-CT 进行动静态显像,在甲状腺常规静脉显像剂之外进行甲状腺阳性显像,更有利于结果的判定。

甲状腺功能亢进症的同位素显像有什么特点

无论是放射性碘或锝剂扫描,甲状腺功能亢进症 Graves 病的同位素静态显像都可以看到甲状腺腺体弥漫性肿大,显像剂摄取量明显增多;甲状腺功能亢进症 Graves 病的动态血流灌注显像可以看到甲状腺内血管增生、充血;血流灌注显像表现为甲状腺提前清晰显像。如果是高功能腺瘤所致的甲状腺功能亢进症,同位素扫描就表现为局域性的摄取碘或锝增加,即热结节,而结节之间的组织摄取同位素减少,表现为低功能或无功能;高功能腺瘤的甲状腺功能亢进症患者的血流灌注显像表现为结节提前显像,显像剂分布较正常增多。亚急性甲状腺炎所致的甲状腺功能亢进症其静态显像表现为局限性的显像剂分布稀疏缺损,但在病程初期动态血流灌注显像表现为腺体血流灌注的增加。

什么是甲状腺热结节

甲状腺热结节是指结节处摄取同位素显像剂高于周围的其

他正常甲状腺组织,反映的是结节摄取显像剂的功能增强,热结节多见于良性的甲状腺结节。

什么是甲状腺温结节

甲状腺温结节是指结节处的同位素显像剂浓度与周围正常的甲状腺组织相同,提示结节对显像剂的摄取与周围组织相同,温结节一般也多见于良性的病变。

什么是甲状腺冷结节

甲状腺冷结节指的是结节处的同位素显像剂浓度低于周围正常的甲状腺组织,提示结节摄取显像剂的功能降低,一部分冷结节是恶性病变,需要进一步检查以区别良、恶性。

为什么要测定血清甲状腺相关激素

测定血清甲状腺激素浓度可以很好地显示甲状腺的功能。临床上广泛应用的甲状腺激素测定包括:血清总甲状腺素(TT$_4$)、总三碘甲状腺氨酸(TT$_3$)、游离甲状腺素(FT$_4$)、游离三碘甲状腺原氨酸(FT$_3$)、促甲状腺激素(TSH)。促甲状腺激素是

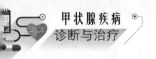

垂体激素,但由于它与甲状腺激素之间有着十分密切的反馈关系,而且它的变化比甲状腺激素更敏感,所以在临床检查中我们常常将它归在甲状腺激素范围内。目前在临床上测定血清甲状腺激素的方法取血量小,且不受食物中含碘量的影响。取血后在体外测定,对人体无害,可应用于孕妇、哺乳期妇女、新生儿及危重患者。

甲状腺超声检查有哪些优点

随着医学的发展,目前甲状腺超声检查已经成为诊断甲状腺疾病的常规检查项目,它有着其他检查难以媲美的许多优点:①超声是一种无创的检查,患者没有痛苦;②检查前不需要进行特别准备,随到随做;③没有 X 线辐射;④检查时间短,一般情况下,检查完毕就可以出超声检查报告;⑤费用较少;⑥诊断准确率较高。

在做甲状腺超声检查前需要做哪些准备

患者在检查前不需要做特殊准备,做检查时只要仰卧,充分暴露头颈部就可以了,因此检查前最好不要穿领子又高又紧的衣服。做检查时尽量配合医师的指令,保持安静,在采集甲状腺血流图像时,医师会让患者轻微呼吸,不要吞咽口水。

甲状腺 CT 检查前患者要做哪些准备

患者一般不需要做特殊准备,但应该摘去项链、耳环等饰物,以减少这些金属物品对 CT 图像的干扰,检查时不要吞咽口水。需要注意的是,怀疑甲状腺功能亢进症的患者只能做平扫 CT,不要做甲状腺增强 CT,因为含碘的造影剂可能会加重病情。

甲状腺同位素检查安全吗?
会不会对人体造成伤害

甲状腺同位素检查是安全的。首先所用的同位素剂量极小,不会引起过敏或对人体造成伤害。其次诊断时所用的同位素放射性活性很低,不会对人体造成伤害。

甲状腺同位素检查前需要做哪些准备

检查前要停用富含碘的食物(如紫菜等)或药物,停用可能影响甲状腺功能的药物(包括甲状腺激素制剂、肾上腺皮质激素等),一般需停药 2~6 周。如果在近期做过其他同位素检查者也不宜做此项检查。

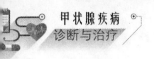

什么是细针穿刺

细针穿刺是一种简单、易行、准确性高的检查方法,主要用于辨别甲状腺结节的良、恶性。具体操作是用注射器(22～25号针头和10～20 ml针筒)对可触及的甲状腺结节进行抽吸,吸取部分的甲状腺组织在显微镜下观察细胞形态。常规应该在结节的不同部位进针2次,以减少取样误差。对于触诊不满意,或者囊性及实性体的混合结节,应该在超声引导下进行穿刺取样,以确保在实质性部分取样。

细针穿刺会带来损伤吗

一般不会。少数患者可出现局部疼痛、出血或感染,极个别可能误入气管或血管,此时需要及时拔出细针,局部压迫数分钟,另外还可能出现暂时性喉返神经麻痹和晕厥。临床上尚无由于细针穿刺导致肿瘤转移的报道。

细针穿刺检查需要做什么准备

患者需要在检查前数天停用阿司匹林或者其他影响血液

凝固的药物。检查前需要签署知情同意书。抽吸后局部加压
10～15 分钟。

为什么要进行细针穿刺检查 ⊃━━

　　细针抽吸活检,即细针穿刺检查,是评估甲状腺结节最准
确、最有效,而且效价比较高的方法,所以被强烈推荐为甲状腺
结节的主要评估方法。细针抽吸活检结果可分为无法确诊、恶
性、不确定(或可疑新生物)和良性。

　　细针抽吸结果为恶性者应直接手术治疗。对于穿刺所得组
织中细胞成分较少者,如结节为实性,也应该给予手术切除。

　　无法确诊是指活检结果不符合现有特定诊断标准,此时需
在超声引导下再行活组织检查。

　　不确定则指对于所得到的细胞从形态上来看,不能确定病
变性质(也称为可疑病变或滤泡性病变),通过某些临床资料或
细胞学特点分析可以提高诊断的准确性。

单纯性甲状腺肿

什么是单纯性甲状腺肿

单纯性甲状腺肿是因缺碘,或甲状腺激素合成酶缺陷,或甲状腺激素相对不足等原因引起甲状腺代偿性增大,而不伴明显的甲状腺功能异常。任何年龄均可患病,青少年患病率高。女性更易患该病,非地方性甲状腺肿地区中女性和男性发病比例可达 5∶1~10∶1。散发性甲状腺肿多发生于青春期、妊娠期、哺乳期和绝经期。

单纯性甲状腺肿的共同特点是甲状腺肿大,而无明显全身症状。甲状腺可呈弥漫性,结节性或混合性肿大,肿大的程度有轻有重。结节如果没有囊性变,局部多无压痛,与周围组织无粘连,随吞咽活动度好。用手触到的甲状腺一般较软,有的稍硬,表面光滑,有时有结节样感,但无具体的结节边缘。显著肿大的腺体可压迫气管或食管,引起呼吸困难或吞咽困难。在甲状腺部位触不到震颤且听不到杂音。血清 T_3、T_4 水平均正常,甲状腺摄碘-131 率多正常,但有时增高,如果做甲状腺激素抑制摄碘-131 试验,结果显示服甲状腺激素后甲状腺摄碘-131 率受到明显的抑制。

单纯性甲状腺肿可以分为几类 ⊙

　　根据流行病学分布特点,单纯性甲状腺肿可分为地方性甲状腺肿和散发性甲状腺肿两类。地方性甲状腺肿流行于中国距海较远的山区,如云贵高原和陕西、山西、宁夏等地,发病多与缺碘有关,缺碘原因包括绝对碘不足(真缺碘)和相对碘不足(需要量增加而没有额外补充),由于山区土壤中碘盐被冲洗流失导致食物及饮水中含碘不足。此外,某些食物(萝卜、卷心菜)、土壤和水中含钙、镁、钴等过多,或者某些药物(如硫氧嘧啶、过氯酸钾等)妨碍甲状腺对碘的摄取和甲状腺素的合成亦可导致单纯性甲状腺肿。散发性甲状腺肿则分布于非地方性甲状腺肿的地区,往往没有人群聚集性。

　　根据单纯性甲状腺肿的病因,可分为缺碘性甲状腺肿、高碘性甲状腺肿、青春期及妊娠期甲状腺肿、药物抑制性甲状腺肿、食物致甲状腺肿、微量元素致甲状腺肿等。在青春期、妊娠期、哺乳期和绝经期,身体的代谢旺盛、甲状腺激素的需要量增加,引起长时期的促甲状腺激素分泌过多,亦能促使甲状腺肿大。这是一种生理现象,因而称之为生理性甲状腺肿,常在成年后或妊娠哺乳期后自行缩小。此外,某些遗传性疾病如过氧化酶或蛋白水解酶等的缺乏,也能造成甲状腺激素生物合成或分泌障碍,而引起甲状腺肿。

　　单纯性甲状腺肿的甲状腺肿大程度可因病因不同而轻重不

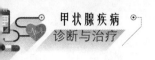

一。一般地方性甲状腺肿的甲状腺肿大明显,可为弥漫性、结节性或混合性肿大,而散发性和高碘性甲状腺肿大则多为弥漫性轻度肿大。

单纯性甲状腺肿的发病机制是什么

（1）碘缺乏是引起单纯性甲状腺肿的主要因素。在缺乏原料"碘"时,甲状腺仍需维持身体正常需要,此时垂体前叶促甲状腺激素的分泌就会增强,促使甲状腺过度紧张工作,因而发生代偿性肿大。这种肿大实际上是甲状腺功能不足的现象。高原山区的井水和食物多含碘量不足,因此导致一部分居民患有此病。

（2）当身体代谢旺盛,甲状腺激素的需要量激增,亦能引起甲状腺肿大。由于在此种情况下甲状腺激素需要量的增高仅是一时性的,所以甲状腺的肿大程度不如缺碘引起的显著。

（3）在非流行地区,部分单纯性甲状腺肿的发生是由于甲状腺激素的生物合成和分泌过程中某一环节障碍,如过氯酸盐等可妨碍甲状腺摄取无机碘化物;磺胺类、硫脲类药物能阻止甲状腺激素的生物合成,由此引起血液中甲状腺激素的减少,也就增强了垂体前叶促甲状腺激素的分泌,促使甲状腺肿大。

（4）隐性遗传的先天性缺陷如过氧化酶或蛋白水解酶等缺乏,也能造成甲状腺激素生物合成或分泌的障碍,而引起甲状腺肿。

此外,吸烟也可引起单纯性甲状腺肿,因为烟草吸入物中含硫氰酸盐,能诱发甲状腺肿大。某些内分泌疾病如皮质醇增多症、肢端肥大症及终末期肾脏疾病患者也可发生单纯性甲状腺肿。

单纯性甲状腺肿的形态有何特点

单纯性甲状腺肿可分为弥漫性和结节性两种。前者多见于生理性甲状腺肿大或单纯性甲状腺肿的早期,扩张的滤泡均匀地分散在腺体的各部。而后者多见于流行区,扩张的滤泡集成一个或数个大小不等的结节,结节周围有不完整的纤维包膜。

结节性甲状腺肿经一段时间后,由于血液循环不良,在结节内常发生退行性变,引起囊肿形成(往往并发囊内出血)和局部的纤维化和钙化等。巨大结节长期压迫结节间组织,可使有功能的组织萎缩退化,临床上表现为甲状腺功能低下。结节发展的另一结果是发生某种程度的自主性,即甲状腺结节分泌甲状腺激素,不再依赖于促甲状腺激素,也不再受服用甲状腺激素的抑制,此时,如用大剂量碘剂治疗,很容易发生继发性甲状腺功能亢进症。另外,结节性甲状腺肿还有发生恶变的可能。

单纯性甲状腺肿有哪些临床表现

单纯性甲状腺肿一般不出现功能改变,故一般无全身症状。

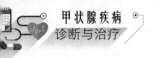

早期,双侧甲状腺呈弥漫性肿大、质软、表面光滑无结节,可随吞咽上下移动。随着时间的推移,逐渐出现甲状腺结节性肿大,表现为两侧甲状腺不对称肿大,表面不光滑,可以扪及肿块,有时多个结节可聚集在一起,表现为颈部肿块。囊肿样变的结节,可并发囊内出血,结节短期内迅速增大,同时伴有疼痛。

较大的结节性甲状腺肿,可以压迫邻近器官,而引起各种症状。

(1) 压迫气管比较常见:自一侧压迫时,气管向他侧移位或变弯曲,自两侧压迫,气管则变为扁平。由于气管内腔变窄,呼吸会发生困难,尤其胸骨后甲状腺肿则更为严重。气管壁长期受压时,可以软化引起窒息。

(2) 压迫食管的情况少见:仅胸骨后甲状腺肿可能压迫食管,引起吞咽时的不适感,但不会引起梗阻症状。

(3) 压迫颈深部大静脉:可引起头颈部血液回流障碍,此种情况多见位于胸廓上口大的甲状腺肿,特别是胸骨后甲状腺肿。体格检查能看到颈部和胸前表浅静脉的明显扩张,皮肤瘀点或肺不张。如果压迫上腔静脉,则可导致上腔静脉堵塞综合征,表现为单侧头部、面部或上肢水肿。

(4) 压迫喉返神经:可引起声带麻痹,发生声音嘶哑,该改变可以是暂时性的,也可能是永久性的。

(5) 压迫颈部交感神经节:可引起霍纳(Horner)综合征。比较少见的还有压迫膈神经,可引起呃逆。

(6) 胸廓入口处受压:由于颈内静脉、锁骨下静脉、上腔静脉受压或血栓形成,导致胸廓静脉流出受阻,出现 Pemberton 征(患侧上臂举起时,由于甲状腺肿上抬后卡压在胸廓入口,可引起呼吸急促、喘鸣、颈静脉怒张和颜面部充血)。

结节性甲状腺肿,可继发甲状腺功能亢进症,也可发生恶变。

如何诊断单纯性甲状腺肿

早期单纯性甲状腺肿多无明显症状,常常是体检时被发现有甲状腺轻中度增大,多为Ⅰ度和Ⅱ度之间,稍晚即可在Ⅲ度以上。除了来自地方性甲状腺肿流行区的甲状腺肿大患者以外,在非流行区,单纯性甲状腺肿大多发生于青春期、妊娠期及哺乳期患者。起病缓慢,甲状腺呈弥漫性肿大、质软、无血管杂音,无震颤,也无甲状腺功能亢进症(甲亢)或甲状腺功能减退症(甲减)。晚期逐渐发展成巨大甲状腺肿,患者的腺体可肿如婴儿头大小,下垂胸骨前,影响低头、转头和劳动。也可有大小不等的结节,呈结节性甲状腺肿,同时有囊性感和坚硬感,腺外可见静脉曲张。此时可有恶变,甲状腺功能也可有变异,表现为甲状腺功能亢进症或甲状腺功能减退症。

诊断要点主要包括以下几点。

(1) 多见于地方性甲状腺肿流行区,病程长,可达数年或十数年。

(2) 始有双侧甲状腺弥漫性肿大,后在甲状腺内(一侧或两侧)出现单个或多个大小不等的结节。

(3) 结节质韧或较软,光滑,随吞咽上下移动。生长缓慢,一般很少发生压迫症状。

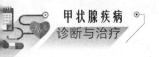

（4）甲状腺功能一般正常。

（5）部分患者合并甲状腺功能亢进症，少数可发生癌变，表现为近期肿块迅速增长，并出现恶性变。

部分患者因有巨大甲状腺肿可引起压迫症状，如咳嗽、声音嘶哑、呼吸不畅、吞咽困难或恶心、呕吐等。位于胸骨后的甲状腺肿尚可引起上腔静脉压迫综合征表现。有甲状腺囊肿出血时，患者甲状腺区出现突发疼痛，甲状腺急性增大，此时做 B 超检查可以发现出血区。

散发性单纯性甲状腺肿的诊断是根据患者有弥漫性甲状腺肿，或结节性甲状腺肿或混合性甲状腺肿，而无临床甲状腺功能亢进症或甲状腺功能减退症症状，实验室检查多无甲状腺功能变化，血浆中的 TSH 水平可正常或有不同程度的增高，或有血清蛋白结合碘及尿碘降低，或有摄碘-131 率明显增高呈"碘饥饿"曲线等。做甲状腺核素扫描时，早期可发现均匀性变化，晚期可发现有功能结节或无功能结节。

单纯性甲状腺肿怎样鉴别诊断

发现甲状腺肿大，首先要到正规医院完善相应检查，配合医师做好各项工作，明确诊断。需要进行鉴别诊断的疾病包括以下几项。

（1）与甲状腺功能亢进症鉴别：甲状腺功能亢进症患者除有甲状腺肿以外，其他器官系统的甲状腺功能亢进症症状较明显，如伴有消瘦、乏力、多食、多汗等,甲状腺功能变化较突出,即有明显的 T_3、T_4、FT_3、FT_4、rT_3 升高及 TSH 下降。其甲状腺激素受体抗体、甲状腺激素抗体、甲状腺球蛋白抗体均可阳性,甲状腺微粒体抗体多呈阳性,摄碘率升高,尿碘升高。但单纯性甲状腺肿患者合并有神经官能症时,则鉴别诊断稍有困难。如摄碘-131 率都有升高,此时做 T_3 抑制试验可有帮助。

(2) 与亚急性甲状腺炎鉴别:单纯性甲状腺肿有囊性变及出血时,都可有明显疼痛表现,此时应与亚急性甲状腺炎作鉴别诊断,可通过疾病的起病情况、病程长短、甲状腺肿大程度和 B 超检查结果做出判断。

(3) 与慢性淋巴细胞性甲状腺炎鉴别:单纯性甲状腺肿病情不重时可伴有轻度甲状腺功能减退症,后期有多结节肿大时可伴有甲状腺功能亢进症,多有自主功能变化,且应与桥本病作鉴别诊断。须通过甲状腺球蛋白抗体、甲状腺微粒体抗体及病理诊断来鉴别。

(4) 与甲状腺腺瘤鉴别:甲状腺腺瘤可表现为甲状腺单发或多发性肿块,质韧,与非毒性甲状腺肿的单发结节难以鉴别,超声检查结节外周有包膜,细针穿刺细胞学检查有助于鉴别。

(5) 与甲状腺癌鉴别:细针穿刺细胞学检查有助于单纯性甲状腺肿后期有巨大结节性甲状腺肿时与甲状腺癌相鉴别。

单纯性甲状腺肿应该如何治疗

青春期单纯性甲状腺肿大多可自行消退,无须给药治疗。

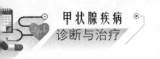

对碘缺乏性甲状腺肿患者,用食盐加碘及食少量碘剂即有疗效,但剂量不宜过大,以防引起碘甲状腺功能亢进症。近年来用左甲状腺素钠(LT_4)片代替甲状腺片,来抑制促甲状腺激素(TSH)分泌,缓解甲状腺持续肿大与增生,进而缩小甲状腺肿。

(1) 青春发育期或妊娠期的生理性甲状腺肿,可以不给药物治疗,多食含碘丰富的海带、紫菜等即可。

(2) 20 岁以下的年轻人弥漫性单纯性甲状腺肿者,可在医师指导下给予少量甲状腺素,以抑制垂体前叶促甲状腺激素的分泌,同时观察甲状腺的大小变化。

(3) 左甲状腺素钠片:本病早期阶段的年轻患者,可以每天服 25～50 μg 起步,第二个月酌情加量,使血清促甲状腺激素水平达到预期的治疗目标。例如,Hansen 观察 45 例患者,每天用 LT_4 片 150 μg 治疗 1 年,治疗 9 个月以后 50% 患者有效,约 31% 病例甲状腺肿缩小至正常。当停用左甲状腺素钠片 3 个月以后,又出现甲状腺肿,故应长期治疗。治疗前应检查血清促甲状腺激素水平,同时在医师指导下调整剂量,定期随访,注意避免药物间相互作用。治疗过程中需要保持心情舒畅,多食高蛋白质、高热量、高纤维素食物,养成良好的饮食和生活规律。

(4) 三碘甲状腺原氨酸(LT_3)片:有人观察到用左甲状腺素钠片治疗不如用 LT_3 片疗效好。对于 LT_4 治疗无效的患者,仍可尝试使用 LT_3,说明本病可能有 T_4 脱碘为 T_3 的机制障碍。每天用量为 40～80 μg。

(5) 干甲状腺制剂:多年应用本药治疗甲状腺肿,有一定疗效。一般用量为每天 60～180 mg,分 1～3 次服用,疗程 3～6 个月,停药后多有复发,故应长期治疗,以维持甲状腺正常大小,其间可调节用量。

(6)中药治疗:多采用化痰软坚的治疗原则,可选用海藻、昆布、海带、紫菜、海蛤粉、海螵蛸、海浮石及生牡蛎等含碘丰富的药物或食物,但不宜食入过多过久,以防碘甲状腺功能亢进症。

(7)手术治疗:如有以下情况者,应及时行手术治疗,施行甲状腺大部切除术。

● 已发展成结节性甲状腺肿者

● 压迫气管、食管、喉返神经或交感神经节而引起临床症状者。

● 胸骨后甲状腺肿。

● 巨大甲状腺肿,影响工作生活者。

● 结节性甲状腺肿继发有功能亢进者。

● 结节性甲状腺肿疑有恶变者。

手术方式选择应根据结节多少,大小和分布决定,多行次全切除术,术后应给予小剂量甲状腺素替代治疗,并且需长期治疗,治疗过程中需定期随访甲状腺激素水平,减少不必要的不良反应。

(8)放射性碘-131治疗:对于结节性甲状腺肿术后复发且仍需进一步治疗的患者,为避免严重手术并发症,可改行放射性碘-131治疗。对于不愿接受手术或无法耐受手术的巨大结节性甲状腺肿、结节性甲状腺肿伴有甲亢者也可选择放射性碘-131治疗。

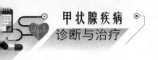

单纯性甲状腺肿应该如何预防

中国幅员辽阔,地势不一,高碘地区与缺碘地区并存。防治甲状腺肿必须各省市进行分别调查,取得基本资料后进行分析,分别对待才能有效防治散发性单纯性甲状腺肿和地方性甲状腺肿。

对地方性甲状腺肿流行地区居民需做集体性预防处理。在缺碘区,以碘化食盐最为有效方便,浓度一般采用1:10 000。每天摄碘150~200 μg 已达预防所需。世界各国所用碘盐含量不一,应视具体需要条件而定,多采用1:10万~1:1万(0.001%~0.01%)范围。

近年来中国还应用碘油肌注法来预防和治疗,一般成人一次性注射碘油2.5 ml(含碘1 000 mg),可维持疗效5年,甲状腺可明显缩小。碘油肌注适用于婴幼儿,肌注后可形成碘库,吸收极慢,效果优于碘化食盐,1岁以下小儿,用125 mg(含碘量),1~4岁250 mg,5~9岁750 mg,10岁以上者1 000 mg。因碘油在体内吸收极慢,用后应每年随访,观察疗效。

40岁以上特别是结节性甲状腺肿患者,应避免食太多含碘物质,以免发生碘甲状腺功能亢进症。

散发性高碘性甲状腺肿,尽量避免应用碘剂或减少其用量,并密切观察与随访。对孕妇用碘也应注意,避免新生儿患高碘性甲状腺肿,甚至窒息死亡。对地方性高碘性甲状腺肿应对水源及食物进行过滤吸附,降低碘量。

碘缺乏对人体有哪些危害

碘元素是甲状腺激素合成所必需的基本原料,是机体不可缺少的营养物质。机体缺碘而导致的一系列功能障碍被统称为碘缺乏病。其临床表现上取决于缺碘程度、缺碘时机体所处的发育时期(胎儿期、新生儿期、婴幼儿期、青春期)以及机体对缺碘的反应或对缺碘的适应代偿能力。人类对缺碘的认识,首先是从地方性甲状腺肿和地方性克汀病开始的。这是缺碘所造成的最为人们熟知、最易被发现的两种病。20世纪70年代以来,人们发现缺碘的损害远不止这两种表现形式。它的损害还严重影响子代,影响妇女的生育能力,特别是造成为数众多的以轻度智力落后为主要特征的亚临床型克汀病。20世纪80年代以来,科学家们注意到缺碘对人类的主要损害不再是地方性甲状腺肿,而是造成不同程度的脑发育障碍导致智力低下甚至伴聋哑,生活不能自理,严重影响发病地区的人口素质,并阻碍高发病地区经济文化的发展。

碘摄入过多对人体有哪些危害

碘摄入过多也对机体有害,造成高碘性甲状腺肿。一般见

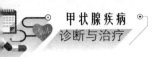
于长期摄入高碘食物或饮水者。大剂量碘本身抑制碘的摄取和碘的有机化,造成一时性甲状腺激素下降。但是这种阻断效应是暂时的,当机体适应后,阻断效应即消失。长期摄入高碘,尽管机体的适应可使激素代谢维持正常,但由于胶质合成过多而潴留,高碘又抑制蛋白脱碘,最终导致滤泡腔扩大而形成甲状腺肿。

甲状腺功能减退症

什么是甲状腺功能减退症

甲状腺功能减退症简称甲减,是由于机体甲状腺激素的合成或分泌减少,或生物学效应不足而引起的一组内分泌疾病。可累及全身各个系统,是一种临床综合征,表现为机体代谢活动及各系统的功能下降。甲状腺功能减退症是一种较常见的内分泌疾病,其症状往往不典型且多样化。

甲状腺功能减退症的发病率有地区和种族的差异。碘缺乏地区的发病率明显高于碘供给充分的地区。甲状腺功能减退症的患病率在人群大约是 0.3%～2.3%,女性较男性多见,以 40～60 岁更年期妇女多发。新生儿甲状腺功能减退症的发病率为 1/4 000,青春期甲状腺功能减退症发病率降低,随着年龄增加,其患病率又逐渐增高,在年龄大于 65 岁的人群中,甲状腺功能减退症患病率为 2%～5%。因此,甲状腺功能减退症的患病率甚至要高于甲状腺功能亢进症。据统计,甲状腺功能亢进症的患病率在 3%左右,甲状腺功能减退症的患病率却高达 5%。但由于甲状腺功能减退症的症状一般不典型,往往容易被忽视。

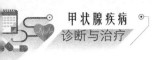

甲状腺功能减退症会有哪些表现

甲状腺功能减退症的早期表现可有:①疲劳、嗜睡、怕冷、水肿;②食欲减退、体重增加;③月经紊乱、脱发;④血压增高。

甲状腺功能减退症典型的表现是:全身无力、关节僵硬、四肢麻木、怕冷、耳鸣、反应迟钝、记忆力下降、嗜睡、食欲减退、体重增加、腹胀、大便干燥、胸闷、气短、男性性功能减退、女性月经紊乱等。体格检查可发现患者皮肤蜡黄、干燥少汗,眼睑、面部水肿,心率缓慢,心音低钝。病情严重者还可出现昏迷、全身黏液性水肿。血液检查可发现甲状腺激素(T_3、T_4)和促甲状腺激素(TSH)水平有异常变化,典型表现为 T_3、T_4、FT_3、FT_4 都低于正常值而 TSH 高于正常值。

甲状腺功能亢进症与甲状腺功能减退症的早期症状是有区别的,甲状腺功能亢进症患者是一种兴奋为主的表现,甲状腺功能减退症患者的症状则恰好相反,甲状腺功能亢进症患者往往伴有突眼,甲状腺功能减退症患者极少有突眼的症状。不论是甲状腺功能亢进症还是甲状腺功能减退症,85%以上的人都会有甲状腺肿大的症状。

发生甲状腺功能减退症的危险因素有哪些

对于一种特定的疾病,并非所有人群都具有相同的发病率和患病率。例如,性别、年龄、种族等都会对其是否发病产生一定的影响。其中部分因素可以增加该病的发病率,成为危险因素。同样的,甲状腺功能减退症的发病也和一些特定的危险因素密切相关。

(1) 甲状腺功能减退症家族史:有血缘关系的家庭成员(包括父母、兄弟姐妹或孩子)中有人患有甲状腺功能减退症。

(2) 既往患有治疗过或未经治疗的甲状腺疾病(如甲状腺功能亢进症,Graves 病、桥本甲状腺炎、产后甲状腺炎、单纯性甲状腺肿、甲状腺结节或甲状腺癌)。

(3) 有血缘关系的家族成员或者自身患有或曾经患有自身免疫病,如系统性红斑狼疮、血管炎等。

(4) 年龄大于 60 岁。

(5) 女性。

(6) 处于围绝经期或绝经期。

(7) 刚生完孩子。

(8) 有不育史或曾经有过流产。

(9) 吸烟或者即使已经戒烟,但以前抽烟非常厉害者。

(10) 正在使用某些药物如锂制剂、胺碘酮、碘剂、大型褐藻、夏枯草,或含有大豆异黄酮的保健品。

(11) 头部、胸部或扁桃体部位接受过放射治疗。

(12) 有鼻部放疗史。

(13) 喜欢大量食用下列食品,尤其是生食:球芽甘蓝、芜菁甘蓝、芜菁、球茎甘蓝、羽衣甘蓝、小萝卜、花椰菜、非洲木薯、小米、巴西棕榈、卷心菜,或大豆蛋白添加剂(如蛋白粉等)。

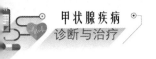

（14）居住或曾经居住、工作或曾经工作在附近有核工厂的地区。

甲状腺功能减退症的常见病因有哪些

人体在任何时候都不断分解消耗甲状腺激素，因此需要不断合成分泌新的甲状腺激素，从而使血液中的甲状腺激素水平维持在一个相对稳定的范围。因为各种原因所导致的甲状腺激素合成分泌不足，或者代谢分解增加，或者效应不足，临床上都可以表现为全身代谢降低，出现甲状腺功能减退症。

引起甲状腺功能减退症的常见原因可分为后天性和先天性两大类。

1. 后天性原因

（1）长期缺碘，使合成甲状腺激素的原料不足，因而甲状腺激素的生成减少。如在地方性甲状腺肿地区，因严重缺碘而引起甲状腺功能减退症。

（2）各种甲状腺炎造成甲状腺组织的破坏：其中最常见的是由慢性淋巴细胞性甲状腺炎（桥本病）演变而来的。其次，约有10％的甲状腺功能减退症患者由亚急性甲状腺炎所致。

（3）医源性：①如甲状腺手术时，将甲状腺全部切除，或切除的甲状腺组织过多。甲状腺功能亢进症手术治疗后甲状腺功能减退症的发生率一般为10％，有时可高达50％；②放射性碘-131治疗时甲状腺功能亢进症时，碘-131用量过大，使甲状腺组织破坏过多,也可出现甲状腺功能减退症。国外报道同位素治疗后10～20年,甲状腺功能减退症的发生率可高达70%;③有些药物如抗甲状腺药物可以抑制甲状腺激素的生成,治疗甲状腺功能亢进症时由于用量过大可引起甲状腺功能减退症。

(4)一过性甲状腺功能减退症:如亚急性或病毒感染后甲状腺炎、产后淋巴细胞性甲状腺炎、完整甲状腺经甲状腺激素治疗后撤退的因素可使患者发生一过性甲状腺功能减退症,临床多不需特殊处理。

(5)丘脑-垂体前叶病变:当丘脑或者垂体因为各种原因如外伤、肿瘤、浸润性疾病、席汉氏综合征(Sheehan's syndrome),或者发生特发性丘脑或垂体功能减退,导致促甲状腺激素合成和分泌不足,从而使甲状腺生成甲状腺激素的功能减低,发生继发性甲状腺功能减退症。

2. 先天性原因

少数患者由于遗传性或先天性原因导致甲状腺激素合成缺陷、甲状腺组织发育不全或异常、TSH受体缺乏或对TSH无反应、TSH结构变化,以及身体各器官系统包括垂体和外周组织等对甲状腺激素抵抗等,多数在新生儿或青春期发病。

甲状腺功能减退症的类型有哪些

临床上,根据不同的分类标准,甲状腺功能减退症有不同的分类。其中较为实用的是按照年龄分类,也可以按照发病部

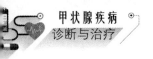
位分类。

1. 按年龄分类

(1) 于胎儿期或出生不久的新生儿期发病者:称呆小病(克汀病)。

(2) 于发育前儿童期起病者:称幼年甲状腺功能减退症,严重时称幼年黏液性水肿。

(3) 于成人期发病者:称甲状腺功能减退症,严重者称黏液性水肿。

2. 按发病部位分类

(1) 原发性(甲状腺性)甲状腺功能减退症:为甲状腺自身病变,导致甲状腺激素合成、储存和分泌障碍而引起的临床综合征,占所有甲状腺功能减退症的90%～95%,包括慢性淋巴细胞性甲状腺炎(又称桥本病)引起的甲状腺功能减退症、医源性甲状腺功能减退症(抗甲状腺药物治疗、放射性碘治疗、甲状腺手术等)、各种甲状腺炎引起的甲状腺功能减退症、碘缺乏引起的甲状腺功能减退症、先天性酶合成障碍性甲状腺功能减退症、先天性无甲状腺或甲状腺发育不良致甲状腺功能减退症和晚期甲状腺癌等。

(2) 中枢性甲状腺功能减退症:包括①丘脑及其周围组织病变(如肿瘤、炎症、出血等),促甲状腺激素释放激素(TRH)分泌减少,导致垂体促甲状腺激素(TSH)分泌减少所引起;②垂体疾病使促甲状腺激素分泌减少引起,如席汉综合征、垂体肿瘤等。多数患者同时有促肾上腺皮质激素缺乏及促性腺激素缺乏。

（3）甲状腺激素抵抗综合征：由于血中存在甲状腺激素结合抗体，或甲状腺激素受体数量减少及受体对甲状腺激素不敏感，使甲状腺激素不能发挥正常的生物效应。此病多为先天性，家族性发病，父母多为近亲结婚。

3. 按照甲状腺功能减退症的程度分类

（1）临床甲状腺功能减退症：出现甲状腺激素水平变化的同时有甲减的临床表现。

（2）亚临床甲状腺功能减退症：临床上无明显表现，血清 T_3 正常，T_4 正常或降低，而 TSH 水平增高。需根据 TSH 测定或（和）TRH 试验确诊。

什么是克汀病

根据发病年龄不同，甲状腺功能减低可分为克汀病（在胎儿期或新生儿期内发病，伴智力和体格发育障碍），成人型甲状腺功能减退症（以黏液性水肿为主要特征），和幼年型甲状腺功能减退症（介于克汀病和成年型甲状腺功能减退症之间）。

克汀病又称呆小病，是新生儿或幼儿时期甲状腺功能减退症的表现，有地方性和散发性两种。前者多见于地方性甲状腺肿流行区，主要原因是母体缺碘，供应胎儿的碘不足，以致甲状腺发育不全和激素合成不足，即使胎儿出生之后，婴儿本身也不能合成足够的激素。后者见于各地，可能为患儿甲状腺本身生长发育的缺陷；或者母体在妊娠期患有甲状腺疾病，血清中存在

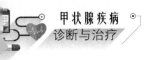
的抗体进入胎体,破坏了胎儿的甲状腺;抑或母体服用抗甲状腺药物或其他致甲状腺肿物质,阻碍了胎儿的甲状腺发育和激素合成;也可能为遗传因素造成甲状腺激素合成障碍所引起。

克汀病有什么危害

在胎儿期及婴儿期,由于生长发育十分迅速,甲状腺激素对神经系统特别是大脑的发育尤为重要,激素不足会造成不可逆的神经损害。因此,克汀病主要表现为大脑发育不全,智力低下。此外尚有骨形成及成熟障碍,表现为骨化中心出现延迟,骨骺化骨也延迟,致四肢短小,形成侏儒。患者的外貌为头颅较大,鼻根宽且扁平,呈马鞍状,眼窝宽,加上表情痴呆,呈特有的愚钝面容。应该指出,在出生后数月内不易察觉智力低下及骨骼发育障碍,而此时又正是脑发育的关键时期,如果到症状出现再给予甲状腺素治疗可能已无济于事,因此出生后应及早筛查血液,如果 T_3、T_4 降低及促甲状腺激素(TSH)增高,可确定为甲状腺功能减退症。

什么是幼年甲状腺功能减退症

幼年甲状腺功能减退症指甲状腺功能减退症始于发育前儿童期者,其发病原因和成年患者相同。但临床表现随起病年龄而异。

年龄较小的患者除体格发育迟缓和面容改变不如呆小病者显著，其他症状和呆小病相似；而较大儿童发病和成人甲状腺功能减退症症状相似，但伴有不同程度的生长缓慢，青春期延迟。

什么是黏液性水肿

黏液性水肿是少年及成年人甲状腺功能减退程度严重的表现，成人黏液性水肿以 40～60 岁多见，男女比例为 1：4.5。

甲状腺功能减退症患者病情严重时可出现全身水肿，这种水肿的特点是用手指按压时不易产生凹陷，被称为非凹陷性水肿，又称为黏液性水肿。由于体内产生大量的带多价负离子黏蛋白和黏多糖，结合大量正离子和水分子，使皮下组织和细胞间隙内积水增多，引起水肿。同时，因为氨基多糖（透明质酸、硫酸软骨素）分解减慢，组织间隙中沉积大量该物质。因此，黏液性水肿和组织间隙中仅有水潴留而造成的水肿有明显不同。患者有基础代谢显著低下、多器官功能降低的症状，如疲乏、行动迟缓、嗜睡、记忆力明显减退且注意力不集中，怕冷、无汗及低体温，以及动作、说话和思维均减慢。皮肤发凉、粗糙，手足背部及颜面尤其是眼睑苍白水肿。氨基多糖沉积在声带导致声音嘶哑，沉着在心肌可引起心室扩张，沉着在肠管引起肠蠕动减慢及便秘等。女性患者可有月经不规则。典型黏液性水肿患者体格检查可见表情淡漠、痴呆、面色苍白、眼睑和颊部水肿、唇厚舌大，全身皮肤蜡黄、干燥、增厚、粗糙多脱屑，毛发稀疏脱落，指甲

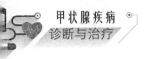
脆而厚,手脚掌呈萎黄色,体重增加。

甲状腺功能减退症有哪些症状

甲状腺功能减退症多起病隐匿,病程较长,不少患者缺乏特异性症状和体征,主要表现为代谢和兴奋性降低。早期有乏力、疲劳、体重增加、不能耐寒。继而嗜睡、反应迟钝、少气懒动、动作缓慢,声音变低而粗,颜面虚肿、皮肤干糙、毛发脱落,腹胀、便秘,面色蜡黄,性欲下降、不育(不孕)、女性月经紊乱等。体格检查则可发现:皮肤粗糙,全身不同程度黏液性水肿,双下肢明显,贫血貌,舌体胖大,声音嘶哑。部分患者甲状腺肿大,心率缓慢,心脏扩大,严重者心包积液,甚至发生胸腔和腹腔积液。比较少见的表现还包括睡眠呼吸暂停综合征、溢乳、低钠血症等。

甲状腺功能减退症会影响哪些组织系统

甲状腺功能减退症是一组影响全身各个脏器系统功能的临床综合征,主要有以下表现。

(1)神经精神系统:记忆力减退,智力低下,嗜睡,反应迟钝,多虑,头晕、头痛,耳鸣、耳聋,眼球震颤,共济失调,腱反射迟钝,跟腱反射时间延长。重者可出现痴呆、木僵、甚至昏睡。

(2)心血管系统:心动过缓,心输出量减少,血压降低,心音低钝、心脏扩大,可并发冠心病,但一般不发生心绞痛或心力衰竭,有时可伴有心包积液和胸腔积液。重症者可发生黏液性水肿性心肌病。

(3)消化系统:厌食、腹胀、便秘。重者可出现麻痹性肠梗阻。胆囊因收缩减弱而胀大,半数患者有胃酸缺乏,导致恶性贫血或缺铁性贫血。

(4)运动系统:肌肉软弱无力、疼痛、强直,可伴有关节病变如慢性关节炎。

(5)内分泌系统:女性月经过多,久病则出现闭经,不孕;男性阳痿,性欲减退。少数患者出现泌乳,继发性垂体增大。

甲状腺功能减退症的诊断依据是什么

(1)有地方性甲状腺肿、自身免疫性疾病、甲状腺手术、放射性碘-131治疗甲状腺功能亢进症,以及用抗甲状腺药物治疗史、甲状腺炎或垂体疾病史等。

(2)自觉症状可包括:无力、嗜睡、畏寒、少汗、反应迟钝、精神不振、记忆力减退、腹胀、便秘、声音低沉、体重增加,女性经血量多。

(3)体格检查发现皮肤干燥、枯黄、粗厚、发凉,非凹陷性黏液性水肿,毛发干枯、稀少、易脱落,体温低、脉率慢、脉压差小,心脏扩大,可有浆膜腔积液,腱反射迟钝,掌心发黄。

(4)严重者可出现黏液性水肿昏迷,表现为体温过低,甚至低

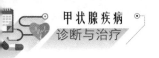

于 35 ℃;呼吸浅慢,心动过缓;血压降低;反射消失,意识模糊,昏迷。

(5) 基础代谢率低于正常。

(6) 实验室检查可发现血清 TT_3、TT_4,FT_3、FT_4、rT_3 均下降,且 T_4 下降较 T_3 明显,血清 $TT_4 < 40\ \mu g/ml$,血清 $TT_3 < 0.6\ \mu g/ml$;甲状腺特异性抗体如 TPOAb、TgAb 可升高;甲状腺摄碘-131 率低平(3 小时$<10\%$, 24 小时$<15\%$)。此外,血清胆固醇、甘油三酯常增高,肌酸磷酸激酶活性增高,葡萄糖耐量曲线低平,贫血。

(7) 血清促甲状腺激素(TSH)值如下。

● 原发性甲状腺功能减退症:亚临床型甲状腺功能减退症时血清 TT_4、TT_3 值可正常,而血清 TSH 升高,血清 TSH 水平在血清促甲状腺素释放素(TRH)兴奋试验后,反应比正常人高。

● 垂体性甲状腺功能减退症:血清 TSH 水平低,对 TRH 兴奋试验无反应。应用 TSH 后,血清 TT_4 水平升高。

● 丘脑性甲状腺功能减退症:血清 TSH 水平低或正常,对 TRH 兴奋试验反应良好。

(8) 心电图示窦性心动过缓,低电压,QT 间期延长,ST-T 异常;超声心动图示心肌肥厚,心包积液。

(9) X 线胸片示心影扩大,部分可有胸腔积液。

如何早期发现甲状腺功能减退症

(1) 如果孩子于出生后 3~6 个月出现喂奶困难、便秘、哭声嘶哑、嗜睡、生长缓慢,以后逐渐出现腹胀或腹部膨隆、皮肤干燥、头发及指甲生长迟缓,父母应警惕孩子是否患了呆小病,应及时带孩子去医院检查甲状腺功能。

（2）甲状腺功能减退症的发生往往比较隐匿,且进展缓慢。成年人一旦出现乏力、困倦、怕冷、便秘,尤其是成年女性出现月经增多等症状;数月或数年后出现反应迟钝、表情淡漠、毛发脱落、声音嘶哑、食欲不振或厌食、体重增加及皮肤粗糙等症状。严重者出现黏液性水肿,表情淡漠、眼睑及面颊水肿、面色苍白或蜡黄、舌增大及唇增厚等。此时应及时去医院检查甲状腺功能。如甲状腺激素指标 T_3、T_4、游离 T_3（FT_3）、游离 T_4（FT_4）低于正常值,而促甲状腺激素（TSH）高于正常值,则可诊断为甲状腺功能减退症。

甲状腺功能减退症患者为什么怕冷

恒温动物体温的调节依靠神经及内分泌系统相互协调完成,甲状腺激素在其中起重要作用,因为甲状腺激素具有产热效应,能使绝大多数的组织耗氧量增加。1 mg 甲状腺素可增加产热 4 184 kJ（1 000 kcal）,使基础代谢率增加 28%。外界温度降低时（如冬天）,甲状腺激素分泌增加,产热增多,可保持体温不会下降。反之,气温升高时（如夏天）甲状腺激素分泌减少,产热减低,可保证体温不随环境温度的升高而升高。但炎热对甲状腺功能的影响不像寒冷那么显著。甲状腺功能亢进时,产热增

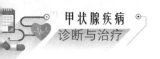

加,基础代谢率升高,患者低热多汗,怕热喜凉。甲状腺功能减退时,产热减少,基础代谢率降低,患者喜热恶寒。两病患者均不能很好适应环境温度的变化。

即使在休息、禁食状态下,机体产生的总热量或耗氧量中近一半是甲状腺激素作用的结果。甲状腺激素对不同器官、组织的生理效应强度不同,心、肝、肾和肌肉受甲状腺激素的影响较大,但有些组织如脑、肺、性腺、脾、骨、平滑肌、淋巴结等受影响则相对较小。而对于脑垂体,甲状腺激素实际上是抑制了其耗氧量,这可能是甲状腺激素反馈抑制垂体促甲状腺激素的合成和分泌的反映。

甲状腺功能减退症患者的面容和语言有何特征

甲状腺功能减退症患者具有黏液性水肿面容,表现为表情迟钝、呆板、面色苍白、颜面水肿、眼睑肿胀下垂、睁眼慢而费力、鼻翼、口唇均增厚、鼻分泌物增多、舌体肥大。

甲状腺功能减退症患者说话慢而不流利,言语少,语调低哑不清而带鼻音,音调呆板,语言常不能表达意志。

甲状腺功能减退症会引起心脏病吗

甲状腺功能减退症患者几乎都有心血管系统的改变,常常较同龄人出现早而且严重,有时其他症状尚不明显但心脏症状已经很突出,其最典型的变化为心率缓慢和心脏扩大。患者自感心慌、气促和呼吸困难。甲状腺功能减退症患者因胆固醇(包括血清总胆固醇和低密度脂蛋白胆固醇)及甘油三酯增高而易患冠心病。患者血压一般偏低或正常,少数可增高。甲状腺功能减退症患者可有心律不齐、心包积液、心肌肥大和冠状动脉粥样硬化。部分患者可因心包积液或心力衰竭而就诊,尤其当合并冠心病、高血压时可发生心力衰竭。有心脏基础病变的甲状腺功能减退症患者,在使用甲状腺制剂后而新陈代谢加速时,有可能导致严重的心力衰竭,还可引起心绞痛。

(1)心包积液:心包腔内有大量渗液,此症发生一般比较缓慢,患者自我症状可能不严重,甚至无症状,依靠体格检查或者心脏超声检查而确诊。

(2)心肌肥大:主要因为心肌纤维发生肿胀,心肌纤维间质发生纤维化及黏液性蛋白沉积所致,一般称为甲状腺功能减退症性心肌病。病变较重者心音减弱,血压降低,甚至发生心力衰竭。

(3)冠心病:因患甲状腺功能减退症时脂质代谢紊乱,血液中胆固醇和甘油三酯明显增高,故易引起冠心病。患者可有心绞痛,一般症状不严重,但严重者可发生心肌梗死。

甲状腺功能减退症会引起贫血吗

甲状腺功能减退症患者往往有贫血,表现为面色苍白,血红

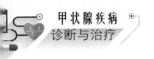

蛋白明显降低。引起贫血的机制可能与下列因素有关。

(1) 甲状腺功能减退症女性患者的月经过多,因失血过多而致贫血。

(2) 甲状腺激素可以刺激造血功能,当甲状腺激素减少时,造血功能减退而引起贫血。

(3) 甲状腺功能减退症患者由于食欲减退,摄入营养不足而致贫血。

(4) 体内造血物质利用不充分。

甲状腺功能减退症患者为何性欲低下

甲状腺功能减退症患者由于甲状腺激素缺乏或不足,全身代谢缓慢,基础代谢率降低,耗氧和产热量均减少,再加上血液中睾酮与蛋白质结合的百分比增加,使患者体内雄激素和雌激素的代谢随甲状腺激素的缺乏而减少。据文献统计,大约80%的甲状腺功能减退症男性患者有性欲减退表现,但这些症状在甲状腺功能正常后可迅速恢复。

甲状腺功能减退症患者的消化系统有何改变

甲状腺功能减退症患者唾液分泌减少,口腔黏膜干燥。胃酸分泌减少,甚至消失,患者常食欲不振,食量减少。因肠蠕动减慢而出现腹胀、便秘。少数患者则可表现为胃扩张、胃潴留、假性肠梗阻或巨结肠症。部分患者可有腹痛,体重增加(与脂肪增加、黏多糖及水的增加有关)。

甲状腺功能减退症患者可伴有高浓度蛋白质的腹腔积液,称为"黏液水肿性腹腔积液",常易误诊为肝硬化。肝脏可轻度或中度肿大,肝功能可发生异常改变,各种氨基转移酶可升高。

例如,曾有 1 例 53 岁甲状腺功能减退症女性患者,被诊断为"肝硬化腹水"。患者患"肝硬化腹水"3 年多,平时体质较弱,每天睡眠时间可达 10～12 小时,B 超显示肝脏轻度肿大,化验检查氨基转移酶升高,给予各种治疗腹水均不见减少。抽腹腔积液检查显示腹腔积液中有高浓度蛋白质,检查甲状腺功能显示总甲状腺素、总 T_3 均降低,促甲状腺激素成倍增高。考虑其腹腔积液为甲状腺功能减退症所致,经给予甲状腺片替代治疗后,腹腔积液消失。

另有 1 例 28 岁女性患者,因便秘 1 年多就诊,主诉大便由平常每天 1 次渐至每周 1 次,且伴有体重增加(约 10 kg)、纳差、腹胀、易疲劳等表现。患者曾在多家医院诊治,被诊断为"慢性结肠炎""功能性消化不良"等,但治疗后未见好转。在分析病史时抓住便秘、纳差、腹胀与体重明显增加这一矛盾,考虑有黏液性水肿发生,推测有甲状腺功能减退症,经甲状腺功能检查,确诊为甲状腺功能减退症。即给予甲状腺素片治疗,1 个月后患者大便恢复至每天 1 次,体重下降到发病前水平。

近年,随着亚急性、慢性甲状腺炎的增多,甲状腺功能减退症发病率增加且趋向年轻化。因此,年轻人不明原因便秘应想

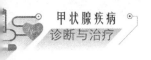
到患甲状腺功能减退症的可能。

甲状腺功能减退症患者神经精神方面有何改变

甲状腺功能减退症患者以精神活动的反应性、兴奋性和警觉性降低为主要特点。患者智力衰退,记忆力和理解能力差,思维迟钝,对周围事物淡漠,主动性差,言语和动作迟钝,嗜睡(是一种病理性睡眠状态,可被轻度刺激或言语所唤醒,能回答问题但简单而迟缓,停止刺激后再入睡)是一个恒存的症状。老年人可能被误诊为阿尔茨海默症。有时可有性格的改变,严重者整天呆坐不语,情绪抑郁。有的患者急躁焦虑,有幻想、妄想和幻听等精神失常的表现。"黏液水肿性疯狂"是一种脑组织受损害而引起的脑综合征。除脑损害的症状和体征外,患者嗅、味、听及视觉减退,视物不清、耳鸣、耳聋,常出现手足麻木、刺痛、烧灼感等。

甲状腺功能减退症女性患者是否能怀孕

据报道,甲状腺功能减退症患者怀孕的可能性低于正常女性。即使能怀孕,胎儿流产、死胎、低体重儿和宫内发育迟缓的发生率也远远高于正常妇女。另外,有人认为,未经彻底治疗的甲状腺功能减退症患者所生的子女日后智力低下、体格发育迟缓者比经过系统治疗的孕妇所生子女明显增多。因此,甲状腺功能减退症的女性患者最好在经过系统治疗,化验检查正常后再考虑怀孕。怀孕后应严密监测血清甲状腺激素水平,及时调整替代治疗药物的剂量,以确保母婴安全。分娩后应恢复替代治疗的妊娠前水平,并随访患者血清的促甲状腺激素水平。

老年人甲状腺功能减退症有哪些临床特点

(1)血液系统:可见轻至中度贫血,易出现瘀斑、有出血倾向。

(2)心血管系统:可见心脏双侧普遍增大。心肌收缩力减弱,心输出量减低,脉弱,血压偏低,心动过缓,或发生心包积液,称为黏液水肿性心脏病。此外,继发的高脂血症(以胆固醇增高为主)常伴有动脉粥样硬化,冠心病发病率和患病率明显增高。

(3)精神神经系统:智力和记忆力减退,反应迟钝,可有共济失调,眼球震颤等小脑功能障碍。严重者木僵、痴呆、幻觉、妄想,甚至精神失常。癫痫样发作见于长期黏液性水肿者,时有眩晕、耳鸣、听觉减退甚至耳聋。

(4)消化系统:食欲减退、腹胀、便秘,甚至出现黏液水肿性假性肠梗阻或巨结肠症。

(5)肌肉及骨关节系统:腱反射延迟或肌肉强直、痉挛,少数有肌肉肥大、叩之有“肌丘”现象。可有关节疼痛、僵硬、麻木、肿胀或假性痛风,少数出现腕管综合征。

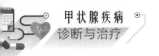

(6) 其他:可出现多浆膜腔渗出,如心包、胸膜腔、腹膜腔、睾丸鞘膜、关节腔积液。男性阳痿,女性性欲减退。久病者伴肾上腺皮质功能减退。

甲状腺功能减退症为何不易识别

初秋,一位老年女性患者因浑身乏力,双下肢酸痛,行走时步态不稳、易跌倒,活动后胸闷、憋气而就诊。老人体形消瘦,自述食欲差且腹胀。心电图检查提示心动过缓,脑 CT 检查提示脑萎缩。对症治疗 1 周后临床症状无改善。又经多普勒彩超发现心包积液。在分析心包积液的病因时,详细询问其既往史,患者述约在 2 年前双下肢疲软无力,易劳累,记忆力下降,睡眠时腓肠肌痉挛疼痛,味觉减退,在其他医院就诊过,肝、胆、胃肠检查无异常,诊断为骨质疏松、衰老、缺锌,给予对症支持治疗,效果均欠佳,而且周身乏力逐渐加重。后经实验室检查其甲状腺功能示促甲状腺激素(TSH)升高,T_3、T_4 正常,确诊为亚临床型甲状腺功能减退症。

甲状腺功能减退症起病比较隐匿,难以估计时日,而且症状不一,其临床表现的严重程度与甲状腺激素缺乏程度及患病时间呈正比。典型的甲状腺功能减退症容易诊断,对于有怕冷、乏力、皮肤粗糙,尤其是既往有甲状腺疾病、甲状腺手术或放射史者,接诊医师比较容易考虑到该诊断,但对于早期的甲状腺功能减退症,临床医师则需提高警惕。

轻度甲状腺功能减退症临床症状少,缺乏特异性,易被误诊为贫血、特发性水肿、衰老、慢性肾炎等。甲状腺功能减退症伴发的心脏病易误诊为冠心病,或其他原因的心脏病。因此甲状腺功能减退症的诊断主要依靠实验室检查。诊断原发性甲状腺功能减退症尤其是亚临床甲状腺功能减退症以 TSH 最为敏感,是早期诊断较为特异性的指标,也是治疗过程中需要随访、用以指导调整药物的良好指标。此外,血清游离 T_3、T_4 也是较敏感的指标,尤其在继发性甲状腺功能减退症患者中。

什么是亚临床甲状腺功能减退症

仅有血清促甲状腺激素(TSH)水平轻度升高,而血清甲状腺激素(FT$_4$、FT$_3$)水平正常,患者无甲状腺功能减退症症状或仅有轻微甲状腺功能减退症症状,称为亚临床甲状腺功能减退症。这类患者通常是在常规体检中,或因为一些非特异性症状如高胆固醇血症就诊时被发现。

随着 TSH 检测方法的不断改进,亚临床甲状腺功能减退症的检出率呈明显上升趋势。其发病率高于亚临床甲状腺功能亢进症,人群总体患病率为 2%~8%,随着年龄的增长而增加,60岁以上的女性患病率高达 26%,74 岁以上的男性患病率与同龄女性相仿。甲状腺功能亢进症既往史、1 型糖尿病、甲状腺疾病家族史或曾因头颈部恶性肿瘤进行外放射治疗等因素可使亚临床甲状腺功能减退症发生的概率增加。服用抗甲状腺药物的患

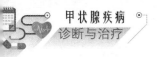
者大约20％发生亚临床甲状腺功能减退症。亚临床甲状腺功能减退症患者中,大约75％促甲状腺激素(TSH)仅有轻度升高(5～10 mU/L),50％～80％抗甲状腺过氧化酶抗体(TPOAb)阳性,这与患者的年龄、性别和血清促甲状腺激素水平有关。甲状腺结节的发生率是一般人群的2倍。亚临床甲状腺功能减退症患者中每年有2％～5％发展为临床型甲状腺功能减退症。

亚临床甲状腺功能减退症有哪些临床表现

亚临床甲状腺功能减退症通常无症状。仅约30％的患者可表现出某些非特异性症状,如皮肤干燥(28％)、记忆力差(24％)、反应迟钝(22％)、肌无力(22％)、疲乏(18％)、肌肉抽搐(17％)、畏寒(15％)、眼睑水肿(12％)、便秘(8％)、声音嘶哑(7％)等。因手术、放射治疗等原因所致的甲状腺功能减退症一般无甲状腺肿大,而其他原因所致者常伴甲状腺肿大。亚临床甲状腺功能减退症的常见症状如下。

(1) 神经行为异常和神经肌肉功能紊乱:如抑郁、记忆力下降、认知障碍和多种神经肌肉症状等。还可表现为骨骼肌异常,包括血清肌酸磷酸激酶(CPK)和乳酸增高等。尽管血清 T_3、T_4 水平正常,亚临床甲状腺功能减退症孕妇的后代智力发育仍然减慢。

(2) 心肺功能表现:亚临床甲状腺功能减退症对心肺功能的影响较轻微。心肌密度测定发现心肌存在异常;静息和运动状态下,亚临床甲状腺功能减退症患者的心肌收缩和舒张功能轻微受到影响;在运动负荷下,心输出量、大动脉最大流量等下降。肺功能测定表现为肺活量下降等。

(3)血脂异常:由于亚临床甲状腺功能减退症往往伴有血清总胆固醇(total cholesterol,TC)和低密度脂蛋白胆固醇(low density lipoprotein cholesterol,LDL-C)升高,以及高密度脂蛋白胆固醇(HDL-cholesterol,HDL-C)降低,被广泛认为是心血管疾病的危险因素之一。有研究发现促甲状腺激素(TSH)水平每升高 1 mU/L,TC 升高 0.09～0.16 mmol/L,而 TSH 与 LDL-C 的关系在胰岛素抵抗的患者中更加明显。

此外,亚临床甲状腺功能减退症患者也可表现为血管内皮功能异常,如血流介导和内皮依赖的血管舒张功能受损。最新的研究发现,亚临床甲状腺功能减退症患者大动脉硬化和心肌梗死的患病率较高。

如何诊断亚临床甲状腺功能减退症

由于亚临床甲状腺功能减退症通常无症状,即使存在能提示甲状腺功能减退症的症状,但由于缺乏特异性,临床上易被漏诊或误诊为其他疾病。凡有下列情况之一者,均要想到亚临床甲状腺功能减退症的可能:不明原因的疲乏畏寒,顽固性轻、中度贫血,反应迟钝、记忆力下降,不明原因的水肿和体重增加,顽固性便秘,血脂异常尤其是血 TC、LDL-C 升高伴血清磷酸肌酸

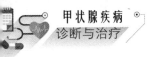
激酶(CPK)升高等,心脏扩大,有心力衰竭表现而心率不快或伴心肌收缩力下降和血容量增多者。诊断需测定血清促甲状腺激素水平。亚临床甲状腺功能减退症 FT_4、FT_3 正常(或 FT_4 轻度下降,轻型甲状腺功能减退症、甲状腺功能减退症初期多以 FT_4 下降为主),血清高敏 TSH(sTSH)和超敏 TSH(uTSH)升高。血清 TSH 正常参考范围一般为 $0.45\sim4.5$ mU/L,如 sTSH$\geqslant$5.0 mU/L,应加测 FT_4、甲状腺过氧化物酶自身抗体(thyroid peroxidase autoantibody,TPOAb)和甲状腺球蛋白抗体(thyroglobulin antibody,TgAb),以早期明确亚临床甲状腺功能减退症或自身免疫性甲状腺疾病的诊断。亚临床甲状腺功能减退症存在持续高滴度的 TgAb、TPOAb 或 TSH 结合抑制性免疫球蛋白(TBⅡ),预示日后进展为临床型甲状腺功能减退症的可能性大。

如果经重复测定血清 TSH 升高而 FT_4 在正常范围内,应评价患者甲状腺功能减退症的症状和体征,有甲状腺功能亢进症治疗的既往史(放射治疗或部分切除术),甲状腺肿大或甲状腺疾病家族史,结合血常规(常伴轻、中度正常细胞正常色素性贫血)和血脂谱等血液生化检查的结果做出诊断。孕妇或近期准备妊娠的妇女尤其需要注意。

亚临床甲状腺功能减退症有何危害

对亚临床甲状腺功能减退症自然病史的研究表明,57%的患者仍然是亚临床甲状腺功能减退症,34％的患者发展为临床甲状腺功能减退症,9％的患者甲状腺功能恢复正常。发展为临床甲状腺功能减退症的预测因素有:抗甲状腺自身抗体阳性者;血清 TSH 大于 20 mU/L;Graves 病接受放射性核素治疗者;因头面部肿瘤接受放射治疗者等。

　　未治疗的亚临床甲状腺功能减退症可能的临床事件包括:全身性甲状腺功能减退症症状或神经心理症状逐渐加重,最终进展为临床型甲状腺功能减退症;可影响心血管和内皮细胞功能,发生包括心功能不全等不良心脏终点事件(包括动脉粥样硬化性疾病和心血管性死亡等),以及各器官系统并发症。

甲状腺功能减退症患者需要多吃含碘的食物吗

　　一般不需要,除了在缺碘地区。碘的摄入量和甲状腺功能减退症的发生和发展显著相关,因此对于甲状腺功能减退症患者,碘摄入量应该维持尿中的碘含量在安全范围内,即 100～200 μg/L,是防治甲状腺功能减退症的基础措施,特别是对具有遗传背景、甲状腺自身抗体阳性和亚临床甲状腺功能减退症的人群。

甲状腺功能减退症如何进行治疗

　　甲状腺功能减退症的治疗主要是甲状腺激素替代治疗,非

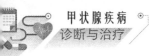

妊娠患者中治疗目标是将 TSH 控制在正常范围内即 0.45～4.12 mlU/L。部分患者还需进行病因治疗。

(1) 甲状腺激素替代治疗：甲状腺功能减退症是由于机体甲状腺激素缺乏引起的,因此需用甲状腺激素替代治疗。补充甲状腺激素制剂后,不仅奏效迅速,疗效显著,而且继续服用适量的甲状腺激素制剂,还有利于患者稳定病情。临床上常用的甲状腺激素制剂有甲状腺片、左甲状腺素钠(LT₄)。

甲状腺片为口服甲状腺激素药,主要成分为甲状腺激素,包括甲状腺素(T_4)和三碘甲状腺原氨酸(T_3)两种。甲状腺片系取猪、牛、羊等食用动物的甲状腺体,除去结缔组织与脂肪,绞碎,脱水,脱脂,在 60 ℃以下的温度干燥,研细制成。规格为每片40 mg。成人常用量开始为每日 10～20 mg,逐渐增加,维持量一般为每日 40～120 mg,少数患者需每日 160 mg。1 岁以内婴儿每日 8～15 mg, 1～2 岁幼儿每日 20～45 mg, 2～7 岁 45～60 mg, 7 岁以上则每日 60～120 mg,开始剂量应为完全替代剂量的 1/3,逐渐加量。由于本品 T_3、T_4 的含量及两者比例不恒定,在治疗中应根据临床症状及 T_3、T_4、TSH 检查调整剂量。

左甲状腺素钠为人工合成的四碘甲状腺原氨酸钠,口服给药,在体内转变成三碘甲状腺原氨酸(T_3)而活性增强,具有维持人体正常生长发育、促进代谢、增加产热和提高交感肾上腺系统感受性等作用。规格为每片 50～100 μg,一般应从小剂量开始,之后逐步增加。成人一般最初每日 25～50 μg,可每隔 2～4 周增加 25～50 μg,直至维持正常代谢为止。一般维持剂量为每天50～200 μg,治疗 4～8 周后检查甲状腺功能以评价剂量是否恰当。血清 TSH 水平降至正常范围后仍需定期随访,随时调整。服药时间以早餐前 30～60 分钟或者临睡前(晚餐后 4 小时)用水送服。老年或有心血管疾病患者的治疗起始量要更小一些,以 12.5～25 μg 为宜,剂量调整的频率慢一些,可每 3～4 周增加一次剂量,每次增加 12.5～25 μg。用药后应密切观察患者是否有心率加快、心律不齐、血压改变并定期监测甲状腺激素水平,必要时暂缓加量或减少用量。

(2)病因治疗:有病因者应进行病因治疗。如缺碘性甲状腺功能减退症给予补碘,高碘化物引起的甲状腺功能减退症应停用碘化物;药物导致的甲状腺功能减退症,药物减量或停用后,甲状腺功能减退症可自行消失;锂盐治疗精神病有 3%～4% 发生甲状腺功能减退症的概率,停药可好转;丘脑或垂体有肿瘤的患者,行肿瘤切除术后甲状腺功能减退症有可能得到不同程度的改善;亚急性甲状腺炎、无痛性甲状腺炎、一过性甲状腺功能减退症,随原发病治愈后,甲状腺功能减退症也会消失。

甲状腺功能减退症的激素替代治疗有何注意事项

内分泌腺体功能减退的治疗原则是激素替代治疗,即缺什么,补什么;缺多少,补多少;既不多,也不少。用生理需要的激素量长期补充替代治疗。甲状腺功能减退症治疗也应如此,具体如下。

(1)根据病情轻重确定用药量:被明确诊断为甲状腺功能减

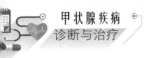

退症的患者,应使用甲状腺激素替代治疗。药物的剂量遵循个体化原则,取决于患者的年龄和体重。通常选用左甲状腺素钠(即 LT_4,商品名为优甲乐或加衡等)或甲状腺片(甲状腺素制剂)。一般起始剂量为每日左甲状腺素钠 25 μg~50 μg,甲状腺片 20 mg 左右,每 4~8 周调整 1 次剂量,直至达到理想疗效。一般成人维持量(需要量)为左甲状腺素钠(LT_4)每日每千克体重1.6 μg。病情越重者,起始剂量应越小,以防剂量突然过大而致心跳过快,增加心肌耗氧量,造成诸多不良反应。

(2) 根据病变类型确定是否联合用药:原发性甲状腺功能减退症仅需补充甲状腺激素,病情即可获得好转。如是继发垂体或下丘脑甲状腺功能减退症,则不仅有甲状腺功能减退症,还同时有肾上腺皮质功能、性腺功能减退等症,此时应考虑先补给肾上腺糖皮质激素,如可的松或泼尼松,或用甲状腺激素同时给予糖皮质激素,以调整内分泌激素平衡。

(3) 根据病因及病变可逆与否决定疗程:甲状腺功能减退症药物替代疗程应根据甲状腺功能减退症发生是暂时性的还是永久性的而定。如因服用抗甲状腺药物导致的甲状腺功能减退症,则为暂时性的,只要减量或停药,并加用甲状腺激素,短期内就可好转。慢性淋巴细胞性甲状腺炎患者,早期可发生甲状腺功能亢进症,后期多出现甲状腺功能减退症,也可能甲状腺功能亢进症、甲状腺功能减退症交替出现,此时需密切观察病情,监测 T_3、T_4、促甲状腺激素以确定治疗方案。采用手术、碘-131 治疗甲状腺功能亢进症,其导致的甲状腺功能减退症多属于永久性甲状腺功能减退症,替代治疗也应长期进行。

（4）目前尚无中草药可替代甲状腺激素根治甲状腺功能减退症。无论甲状腺功能亢进症还是甲状腺功能减退症的患者，都应到正规医院找专科医师诊治，定期做 T_3、T_4、促甲状腺激素等检查，保持内分泌激素平衡。甲状腺功能减退症患者多数需要终生服药，甲状腺激素替代治疗比较稳定。一般开始治疗时，需要每 1～2 个月测定血液甲状腺激素水平，根据激素水平来调整药物剂量。当剂量调整合适后，可以适当延长检查时间，每 3～6 个月测定一次血液甲状腺激素和促甲状腺激素水平即可，但必须终身坚持治疗。服药过程中，如果偶尔忘记服药 1 次，不必补服，下一次服药也不必增加剂量。但治疗过程中如果出现任何异常现象，应及时就诊，随时检查并在医师指导下调整药物。

总之，甲状腺功能减退症的甲状腺激素替代治疗原则要强调"早治疗""小量起始""注意调整"和"正确维持"四大要点，以达到解除临床症状、保护器官功能、减少并发症等目的。

甲状腺功能减退症的激素替代治疗安全性如何

应用甲状腺激素制剂是比较安全的。由于甲状腺激素对心脏有兴奋作用，临床上需要从小剂量开始，逐渐增加剂量。如果剂量过大或者增加过快时，有可能会出现心悸、心动过速和骨质疏松等不良反应，减少剂量后不良反应即可减少或消失。甲状腺激素制剂对孕妇和胎儿是十分安全的，甲状腺功能减退症妇

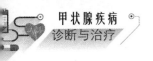
女服用甲状腺激素制剂后,有利于受孕和妊娠,也有利于胎儿的健康生长。

甲状腺功能减退症患者补充甲状腺激素至甲状腺功能正常后,可与正常人一样生活和工作,在饮食上没有特殊的注意点,没有不能吃的食物,但也没什么对甲状腺功能减退症的治疗有益的食物。只需坚持服药就可达到治疗目的。

患有甲状腺功能减退症的妊娠妇女如何行激素替代治疗

甲状腺功能减退症合并妊娠妇女的用药是目前患者比较关心的问题。患有甲状腺功能减退症的女性,怀孕的可能性降低。而怀孕后发生死胎的机会可增高 2 倍,发生流产、胎儿宫内发育迟缓、神经系统发育不良或畸胎的可能都会增高。孕妇在怀孕期间出现各种并发症如妊娠高血压综合征、胎盘早剥的可能也高于正常女性。但只要孕妇能够及时治疗,就可改善后果。因此,一般来说,甲状腺功能减退症患者病情较轻或经过药物治疗,病情得到控制后才能怀孕。怀孕后应继续用药,并定期复查 T_3、T_4,并根据检验结果调整用药剂量。部分患者可以维持原有的治疗剂量不变,而大部分患者则需要上调一定的剂量,增加维持量的 25%~30%。美国甲状腺协会推荐对于妊娠期甲减患者,TSH 水平上限的规定:妊娠期前期为 2.5 mlU/L、妊娠中期为 3.0 mlU/L、妊娠后期为 3.5 mlU/L,该协会同时推荐妊娠和准备妊娠的甲减患者请甲状腺专业的医师会诊。

甲状腺功能低下可危及胎儿,如果不进行有效的治疗,不但胎儿会受到影响,即使在婴儿出生后这种影响还会继续。所以确诊孕妇患有甲状腺功能减退症后,应及时补充甲状腺激素进行替代治疗。治疗时常用左甲状腺素钠,治疗目标为血清促甲状腺激素恢复到正常范围,之后维持药量。甲状腺功能减退症妇女怀孕后,为了胎儿在宫内发育不受外界环境的干扰,怀孕期间要特别保重身体,避免受到不利因素的影响,尤其在怀孕1～3个月期间不能随便使用各种药物,定期复查甲状腺功能,使体内激素水平控制在正常范围。甲状腺功能减退症的孕妇经治疗后,胎儿大多能正常发育。在严重缺碘的地区,先天性甲状腺功能低下的发生率可达10%,甲状腺功能低下的新生儿于出生时常无明显异常表现,偶尔有呼吸道不畅、喂养困难、腹胀、皮肤干燥、黄疸、后囟门大、舌大、脐疝、低血糖等表现。出生时检查婴儿的甲状腺功能已经作为常规检查,一旦发现新生儿甲状腺功能低下应及时诊断、早期治疗。

怀孕期间是否仍需服用甲状腺素片

在妊娠期,很多孕妇担心服药会对胎儿产生不良影响,往往会提出这样的问题,"继续服药好吗?"回答是肯定的,必须继续服用。整个妊娠期间,尤其是怀孕的前3个月,来自母体的 T_4 对胎儿神经系统的发育相当重要。已经证明, T_4 能够顺利通过

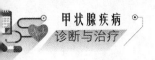

胎盘进入胎儿体内,在怀孕的前3个月,胎儿发育所需的甲状腺激素全部来自母体,而以后则由母体和胎儿自己合成的甲状腺激素同时提供生长发育所需。有人观察用甲状腺素治疗的百余例甲状腺功能减退症患者,结果都顺利生儿育女,子女未发现有任何问题。但甲状腺功能减退症妇女容易引起流产,所以妊娠后停止服用甲状腺激素,会加重流产倾向。此外,亚临床甲状腺功能减退症妇女未经治疗所育子女发生神经精神发育异常的比例显著高于正常妇女。因此,对于甲状腺功能减退症患者,在妊娠这样关键的时刻停止服用甲状腺激素是完全没有理由的,而且是相当危险的。

甲状腺功能减退症妇女在怀孕晚期可做胎儿产前评估,分娩的时候请医师留脐带血,检验甲状腺功能。若是患有桥本病的母亲,要留脐带血检验抗甲状腺球蛋白抗体(anti-thyroglobulin antibody, anti-TgAb)和抗甲状腺微粒体抗体(anti-thyroid microsome antibody, anti-TMAb)。甲状腺功能减退症孕妇要注意分娩大出血,防止感染。产后要继续服用甲状腺素片。

怀孕期间发现甲状腺功能异常该怎么办

首先,对于伴有甲状腺肿大、甲状腺抗体滴度增高、有甲状腺疾病家族史、患有自身免疫病,或临床上提示可能患有甲状腺疾病的孕妇,必须定期测定血清促甲状腺激素水平。对于血清促甲状腺激素水平增高的孕妇,如果重复测定仍旧增高,即使仅仅是轻度增高时,也推荐及时开始给予左甲状腺素钠补充(美国甲状腺疾病学会指南推荐),但具体治疗应在专科医师的指导下进行。

由于怀孕期间个体对甲状腺激素的需求增加,因此对于怀孕前已经服用甲状腺素片的妇女需要重新测定血清促甲状腺激素水平,如果促甲状腺激素水平增高,需要及时调整甲状腺素片的剂量。

血清抗微粒体抗体浓度增高,但促甲状腺激素水平正常的怀孕妇女需要在分娩后长期随访,因为这些妇女以后发生临床型甲状腺功能减退症的可能性极大。

建议所有准备怀孕的妇女测定血清促甲状腺激素水平,以早期发现异常,及时治疗,保证母婴健康。

甲状腺功能减退症的母亲可以哺乳吗

首先需要明确其患甲状腺功能减退症的具体原因。常见的甲状腺疾病,如 Graves 病、慢性淋巴细胞性甲状腺炎(多有甲状腺功能减退症)等,属于自身免疫病,不仅有甲状腺功能的异常,且有免疫功能的异常,血清中含有高浓度的抗甲状腺球蛋白抗体(anti-TgAb)和抗微粒体抗体(anti-TMAb)。这些抗体可通过胎盘,进入胎儿体内,导致新生儿甲状腺功能减退症。母亲产后由于免疫功能的变化,可使甲状腺功能亢进症或甲状腺功能减退症的病情加重。母乳具有浓缩碘的能力,如乳母患有甲状腺

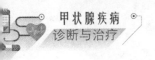

功能减退症、慢性甲状腺炎,会影响乳汁向婴儿提供碘,导致婴儿碘摄入不足,发生甲状腺功能减退症,而波及脑组织和骨骼的发育,因此在这种情况下,不宜母乳喂养。

亚临床甲状腺功能减退症妇女怀孕期间应注意什么

胎儿的甲状腺在孕 10～12 周开始分泌甲状腺激素。因此,在怀孕的第一阶段,胎儿的神经系统发育依赖于母体的甲状腺激素,特别是 T_4,可通过胎盘进入胎儿体内;在怀孕的第二和第三阶段,胎儿生长发育所需要的甲状腺激素来自母体和胎儿自身甲状腺的分泌。研究发现,母亲体内的甲状腺自身抗体如微粒体抗体增高时,即使血清甲状腺激素水平均在正常范围内,她们子代的精神发育也可能存在异常。因此,亚临床甲状腺功能减退症妇女如果孕前未经治疗,应该在怀孕后开始甲状腺激素替代治疗;如果已经用药,应在孕后随访甲状腺激素水平,及时调整用药量。

亚临床甲状腺功能减退症是否需要治疗

研究发现甲状腺激素(L-T_4,平均每天 75 μg)替代治疗可降低成年亚临床甲状腺功能减退症患者(47～70 岁)心血管疾病的发生和多种原因引起的死亡,但在70岁以上人群中未发现上述疗效,同时对于生活质量以及认知能力无显著改善。因此,关于是否需要对亚临床甲状腺功能减退症患者进行治疗,医学界并未达成共识。有专家主张只要血清 TSH>3.5 mg/L 即应开始治疗。也有专家主张当血清 TSH>10 mg/L,才开始治疗。遵循的原则是具体病例具体分析,治疗开始的时间和治疗药物的剂量均需个体化。

亚临床甲状腺功能减退症如何治疗

亚临床甲状腺功能减退症患者的治疗,应根据患者的具体情况而定。抗甲状腺抗体阳性的患者,因其发展为临床型甲状腺功能减退症的可能性较大,一般需要治疗,推荐左甲状腺素钠(LT$_4$)替代治疗。此外,有提示甲状腺功能减退症的症状、有心血管疾病危险因素、伴有甲状腺肿大、孕妇、亚临床甲状腺功能减退症导致不孕症或排卵功能异常等患者均推荐药物治疗。

亚临床甲状腺功能减退症如何预防

(1)筛查建议:推荐大于35岁的成人每5年筛查甲状腺功能,老年人尤其是老年女性则常规检测 TSH。如果有以下情况则更要重视甲减的筛查①有自身免疫性疾病,如1型糖尿

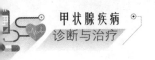

病、肾上腺皮质功能减退、恶性贫血、斑秃、白癜风等;②有自身免疫性甲状腺炎、既往甲状腺功能异常、甲状腺手术、甲亢放射性碘治疗或非甲状腺相关的头颈部恶性肿瘤的放射照射治疗史等;③有精神病病史;④有倦怠乏力、体重增加、皮肤改变、便秘、月经失调、高血压、高血脂、心律失常、心衰、痴呆、不明原因的肌病等临床表现;⑤有胺碘酮或锂等用药史。孕期妇女、不孕症患者和排卵功能异常者也要重视甲状腺功能减退症的筛查。

(2) 随访建议:对于 TSH 轻度升高的有心血管疾病的老年人、TSH≤10.0 mU/L 者、TPOAb 阴性者,均建议临床密切随访甲状腺功能,而不需药物替代治疗。

甲状腺功能减退症患者应如何调配饮食

(1) 对于缺碘地区的甲减患者需补充适量碘,尽量避免可能导致甲状腺肿的食物。

● 补充碘盐:国内一般采用每 2～10 kg 盐加 1 g 碘化钾的浓度用以防治甲状腺肿大,使甲状腺肿大的发病率明显下降,适用于地方性甲状腺肿流行区。此外,对生育妇女更要注意碘盐的补充,防止因母体缺碘而导致子代患克汀病。

● 尽量避免食用可能导致甲状腺肿的食物,如卷心菜、白菜、油菜、木薯、核桃等,以免发生甲状腺肿大。

(2) 供给足量蛋白质。每人每天摄入蛋白质量至少超过

20 g,才能维持人体蛋白质正平衡。每日约有 3％蛋白质不断更新,甲状腺功能减退时小肠黏膜更新速度减慢,腺体分泌消化液受影响,酶活力下降,因而蛋白质的吸收减少,表现为人血白蛋白下降,而出现水肿。氨基酸是组成蛋白质的基本成分,故应及时足量补充必需氨基酸,供给足量蛋白质,以改善病情。

(3) 限制脂肪和富含胆固醇的饮食。甲状腺功能减退症患者往往有高脂血症,这在原发性甲状腺功能减退症患者更明显,故应限制脂肪饮食。每日脂肪供给占总热量的 20％左右,并限制富含胆固醇的饮食。

(4) 纠正贫血,供给丰富维生素。有贫血者应补充富含铁质的食物、补充维生素 B_{12},如动物肝脏,必要时还要补充叶酸、肝制剂等。

(5) 膳食调配

宜选食物:因缺碘引起的甲状腺功能减退症,需选用适量海带、紫菜,可用碘盐、碘酱油、碘蛋和加碘面包。炒菜时要注意,碘盐不宜放入沸油中,以免碘挥发而降低碘浓度。补充蛋白质可选用蛋类、乳类、各种肉类、鱼类,植物蛋白可互补,如各种豆制品、黄豆等。摄入动物肝脏可纠正贫血,还要保证供给各种蔬菜及新鲜水果。必须注意食物不能替代甲状腺功能减退的药物治疗。

忌选食物:包括各种可能导致甲状腺肿的食物,如卷心菜、白菜、油菜、木薯、核桃等。忌富含胆固醇的食物,如奶油、动物脑等。限用高脂肪类食品,如食油、花生米、核桃仁、杏仁、芝麻酱、火腿、五花肉、干乳酪等。

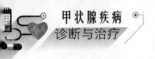

甲状腺功能减退症患者的护理要点有哪些

　　甲状腺功能减退症的护理要点有:饮食以多维生素、高蛋白质、高热量为主,多吃水果、新鲜蔬菜等。

　　患者应动静结合,适当锻炼,注意保暖,养成每天大便的习惯。如并发严重急性感染,有重症精神症状,胸腔积液、腹腔积液及心包积液,顽固性心绞痛、心力衰竭,黏液性水肿性昏迷,应立即送医院治疗。

甲状腺功能亢进症

什么是甲状腺功能亢进症 ⊃

甲状腺功能亢进症简称甲亢。甲状腺功能亢进症是因为甲状腺腺体本身功能亢进引起的甲状腺激素产生过多,从而使得人体出现代谢率增高及神经系统兴奋性增高为主要表现的综合征,同时还伴有甲状腺肿大,甲状腺功能亢进症眼症,以及其他器官、系统的表现,例如,心慌、胸闷、气急、食欲亢进、体重下降等,是一种十分常见的内分泌疾病。需要注意的是,甲状腺功能亢进症是一种功能诊断,是一组高代谢症状和神经精神兴奋性增强的临床综合征。

引起甲状腺功能亢进症的原因很多,最为常见的是毒性弥漫性甲状腺肿引起的甲状腺功能亢进症,即 Graves 病引起的甲状腺功能亢进症。常见于女性,血中甲状腺激素水平升高,促甲状腺激素水平降低,甲状腺摄碘率增加。其他引起甲状腺功能亢进症的疾病还有毒性多结节性甲状腺肿、自主性高功能甲状腺腺瘤等。

甲状腺毒症和甲状腺功能亢进症的区别是什么 ⊃

甲状腺毒症是指血液循环中甲状腺激素过多,引起以神经、

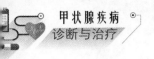

循环、消化等系统兴奋性增高和代谢亢进为主要表现的一组临床综合征。甲状腺功能亢进症是引起甲状腺毒症的原因之一，还有一些疾病如引起甲状腺滤泡破坏的亚急性甲状腺炎，也是引起甲状腺毒症的原因，这种引起滤泡破坏使得过量甲状腺激素释放入血的甲状腺毒症称为破坏性甲状腺毒症，但这种甲状腺毒症的甲状腺功能并不亢进。

出现哪些表现时可能得了甲状腺功能亢进症

如果出现怕热、多汗、皮肤温暖潮湿、低热、疲乏无力、体重锐减，容易出现兴奋、紧张、易激动、焦躁易怒，有心悸、气促、胸闷，食欲亢进、消化吸收不良、腹泻等表现时，就要怀疑是否得了甲状腺功能亢进症。如果有甲状腺肿大、眼球突出、手抖等情况，患甲状腺功能亢进症的可能性就更大了。

哪些疾病会引起甲状腺功能亢进症

引起甲状腺功能亢进症的疾病有许多种，可以分为以下几类。

（1）甲状腺激素产生过多：①Graves病，这是甲状腺功能亢进症最常见的原因，发病原因尚不清楚，占全部甲状腺功能亢进症病例的85%～90%；②毒性多结节性甲状腺肿，病因尚不明确，甲状腺结节性肿大多年后出现甲状腺功能亢进症，多见于中老年人,经常发生甲状腺功能亢进症性心脏病;③自主性高功能甲状腺腺瘤,又称 Plummer 病,甲状腺内有单发结节,同位素扫描显示为热结节,结节周围甲状腺组织摄碘率降低;④垂体促甲状腺激素瘤,由于垂体有分泌促甲状腺激素的肿瘤,从而刺激甲状腺分泌过多的甲状腺激素;⑤垂体性甲状腺激素不敏感,由于垂体对甲状腺激素的反馈抑制发生抵抗,引起促甲状腺激素分泌过多,进而刺激甲状腺分泌过多的甲状腺激素;⑥葡萄胎或绒毛膜上皮癌或妊娠剧吐,葡萄胎或绒毛膜上皮可以分泌大量人绒毛膜促性腺激素(human chorionic gonadotropin, HCG);妊娠剧吐时,人绒毛膜促性腺激素分泌也增加。人绒毛膜促性腺激素具有兴奋甲状腺的活性。

(2)甲状腺滤泡破坏使得甲状腺激素增多:①亚急性甲状腺炎:因为甲状腺炎症时滤泡上皮细胞破坏,进入血液循环中的甲状腺激素量增加引起暂时性的甲状腺功能亢进症;②慢性淋巴细胞性甲状腺炎,又称桥本病,在早期可以表现为甲状腺功能亢进症,在后期多转为甲状腺功能减退症。

(3)其他包括①医源性甲状腺功能亢进症,患者补充了大量甲状腺激素或含碘药物所致;②卵巢甲状腺肿;③转移性甲状腺癌。

Graves 病的发病机制是什么

目前的科学研究不能完全解释 Graves 病的病因和发病机制,下列一些因素与发病相关。

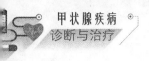
（1）遗传因素：因为 Graves 病发生的家族集聚性十分明显，许多患者家里都有患甲状腺功能亢进症的亲属，这就提示遗传因素是 Graves 病的致病基础。目前的研究发现许多基因与发病有关，如人类白细胞抗原基因中 DR_3、DRW_9 与华人的 Graves 病相关，另外还有 T 细胞受体基因、促甲状腺激素受体基因等与发病有关。

（2）自身免疫因素：在患甲状腺功能亢进症时有许多抗甲状腺细胞成分的抗体出现，其中 TSH 受体抗体在 Graves 病中发挥了关键的作用，TSH 受体抗体可以激活 TSH 受体，使得甲状腺激素的合成、分泌增加而导致甲状腺功能亢进症。除了体液免疫外，细胞免疫在 Graves 病的发病中也扮演了重要的角色，T 细胞亚群功能紊乱，使机体不能有效地控制针对自身组织的免疫反应，进而发生自身免疫病。

（3）环境因素：包括感染、应激和性腺激素的变化均可能诱发 Graves 病，许多甲状腺功能亢进症患者发病前都有情绪的剧烈波动，而情绪的变化或遭遇重大事件都会在一定程度上诱发免疫功能紊乱，使 T 细胞亚群功能失调。

总之，Graves 病是在遗传易感的基础上，经过环境因素诱发进而产生体内细胞免疫和体液免疫功能紊乱的一种器官特异性自身免疫性疾病。

甲状腺功能亢进症有哪些具体表现

甲状腺功能亢进症多见于年轻女性，表现可以是多种多样的,多数起病缓慢。强烈的精神刺激、严重感染、过度疲劳都可以诱发甲状腺功能亢进症。不同患者之间疾病的轻重可以差别很大,全身各个系统都可能会受到影响,主要的表现为高代谢症状、甲状腺肿大和眼症。

(1) 因为甲状腺激素分泌过多引起的症状有①高代谢症状:甲状腺功能亢进症的患者怕热、出汗多,皮肤总是温暖潮湿的。患者食欲大大增加,体重却下降明显,因为蛋白质和脂肪被大量消耗,患者自觉非常疲劳,有时伴有低热。②神经精神系统:患者情绪易激动,精神紧张,焦躁易怒。思想不集中,失眠,记忆力减退。有时甚至出现幻觉、狂躁等严重精神障碍。少数老年甲状腺功能亢进症患者表现为淡漠、抑郁,可有手、眼睑和舌震颤。③心血管系统:可能有胸闷、心悸、气短,在睡眠和休息时心跳仍然达到 90～120 次/分,心率是甲状腺功能亢进症诊断和判断治疗效果的重要指标。患者可以出现心律失常,以房性期前收缩(房早)多见,还可发生阵发性或持久性心房颤动(房颤)或心房扑动(房扑)。患者也可出现心脏增大,严重时出现心力衰竭。④消化系统:患者食欲亢进,胃肠道蠕动快,消化吸收不良,频繁腹泻,有时混有不消化的食物,病情较重时可能出现肝功能损害和黄疸。⑤运动系统:患者肌肉无力,可能出现肌肉萎缩,严重时发生急性呼吸肌麻痹而危及生命,肌病多见于男性患者,以手部大小鱼际、肩肌、骨盆肌、臀肌更为严重,还有部分患者会出现四肢或双下肢瘫痪。甲状腺功能亢进症还会使得骨骼脱钙导致骨质疏松。⑥生殖系统:女性会出现月经量减少,周期延长,闭经,甚至影响生育。男性患者出现性欲下降,阳

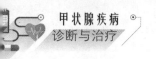

痿。⑦内分泌系统：甲状腺功能亢进症可能会影响其他内分泌系统，例如，甲状腺功能亢进症可影响垂体-肾上腺轴。⑧血液系统：血常规检验中淋巴细胞及单核细胞增多，红细胞和血小板大多正常。

（2）甲状腺肿：一般为弥漫性、对称性肿大，肿大的甲状腺会随吞咽上下移动，病程短的患者，甲状腺触感较为柔软，而病情长的患者，甲状腺的质地变韧，有时还会触摸到甲状腺里的血管震颤。

（3）甲状腺眼症：甲状腺功能亢进症眼症可以发生在甲状腺功能亢进症治疗之前、治疗期间或治疗后，患者突眼的严重程度和 Graves 病的轻重无关，患者会有单侧或双侧眼球向前突出，睑裂增宽，眨眼次数减少，有畏光、流泪、复视、视力减退等，严重时会引起失明。

（4）还有一些患者出现胫前黏液性水肿，多见于胫骨前下 1/3 的部位，早期皮肤增厚，出现暗红色斑块结节，后期可能出现"象皮腿"。

甲状腺功能亢进症的完整诊断包括哪些方面

甲状腺功能亢进症完整的诊断包括对疾病的诊断、对甲状腺功能亢进症病因的诊断，以及评价甲状腺功能亢进症对全身各个系统的影响，这是制订合理治疗方案的基础。

（1）对疾病的诊断：当患者有怕热、多汗、情绪焦躁易怒、食欲亢进、体重下降等表现时,就要怀疑患者是否得了甲状腺功能亢进症,如果有甲状腺肿大、突眼等表现,就更支持甲状腺功能亢进症的诊断了。但也有少数患者没有这些典型表现,例如,有的患者以心血管的症状为突出表现,出现心律失常、心功能不全,有的患者出现淡漠、抑郁等精神症状,此时极易漏诊或误诊,必要时需进行甲状腺激素水平的血液检测才能确定诊断,如果 FT_3、FT_4 水平增高,就符合甲状腺功能亢进症的诊断,仅 T_3、FT_3 增高而 T_4、FT_4 正常,可考虑为 T_3 型甲状腺功能亢进症,仅 T_4、FT_4 增高而 T_3、FT_3 正常为 T_4 型甲状腺功能亢进症,必要时可做促甲状腺素释放素(TRH)兴奋试验等进一步帮助诊断。

(2) 对于病因的诊断:甲状腺功能亢进症有多种病因,如果患者有弥漫性甲状腺肿大、甲状腺眼症、胫前黏液性水肿等表现,TRAb 阳性,甲状腺摄碘率增高,可诊断为 Graves 病引起的甲状腺功能亢进症。如果彩超提示甲状腺内有多发结节,同位素扫描为热结节,结节外甲状腺组织功能受到抑制,则支持结节性甲状腺肿引起的甲状腺功能亢进症。如果患者有甲状腺部位的疼痛,出现甲状腺功能亢进症症状前有感染的诱因,同位素检查提示甲状腺摄碘率降低,则支持亚急性甲状腺炎引起的甲状腺功能亢进症。如果患者血中抗甲状腺过氧化物酶抗体和抗甲状腺球蛋白抗体滴度很高,则支持桥本甲状腺炎伴甲状腺功能亢进症的诊断。如果患者血液检查提示 TSH 升高,垂体 MRI 有占位的表现,则提示垂体促甲状腺素瘤的可能。

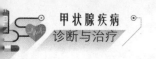
（3）甲状腺功能亢进症可能对全身多个系统造成损害，所以在做出甲状腺功能亢进症诊断的同时也要对各个系统进行全面评价，包括甲状腺功能亢进症对心脏、消化系统、血液系统、眼部等的影响。例如甲状腺功能亢进症所致的突眼，就需要对突眼的严重程度进行评价，以便进行针对性的治疗。

甲状腺功能亢进症就是大脖子病吗

甲状腺的形状像一只蝴蝶，在颈部的前下方，当甲状腺明显肿大时，患者自己或周围的人就会发现颈部增粗，老百姓把这种情况通俗地称为"大脖子病"。有一部分甲状腺功能亢进症患者会有脖子增粗，准确地说应该是甲状腺肿大，常见的是甲状腺功能亢进症中的 Graves 病患者，但甲状腺功能亢进症不能等同于"大脖子病"，因为引起甲状腺肿大的疾病有很多，甲状腺功能亢进症只是其中的一部分，而且许多甲状腺功能亢进症患者的甲状腺是没有肿大的。同样，在甲状腺肿大的患者当中，也有许多不是甲状腺功能亢进症的患者。举例来说，在中华人民共和国成立前"大脖子病"在我国很常见，因为那时中国是一个碘严重缺乏的国家，长期严重的缺碘使得人体出现适应性代偿，甲状腺滤泡上皮细胞过度地增生肥大，甲状腺出现弥漫性肿大，发生缺碘性甲状腺肿。因此，甲状腺功能亢进症和"大脖子病"之间不能划等号。

甲状腺功能亢进症 Graves 病
为什么会有甲状腺肿大

甲状腺肿大是甲状腺功能亢进症 Graves 病的一个重要表现,科学研究表明,患甲状腺功能亢进症时体内会产生一种物质,叫作甲状腺生长刺激免疫球蛋白,与促甲状腺激素受体结合后,会刺激甲状腺细胞的生长,表现为甲状腺细胞肥大和细胞数目增加,尤其以细胞数目增加为主,这样就会发生甲状腺肿大。可是也有一些甲状腺功能亢进症 Graves 病的患者没有甲状腺肿大,这是因为体内同时还存在甲状腺生长抑制免疫球蛋白,它会抑制甲状腺细胞的生长,导致甲状腺萎缩。体内如果以甲状腺生长刺激免疫球蛋白为主,则会发生甲状腺肿大,反之以甲状腺生长抑制免疫球蛋白为主,甲状腺就不大。

什么样的人容易患甲状腺功能亢进症

一般多见于女性,临床上最常见的甲状腺功能亢进症 Graves 病多见于 20～40 岁的女性,女性的发病率是男性的 4～6 倍。目前研究已经证明 Graves 病是在遗传基础上,因感染、精神创伤等因素而诱发的。超过半数的 Graves 病患者发病前有精神刺激。

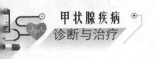

为什么甲状腺功能亢进症多见于青年女性

　　甲状腺功能亢进症男女均可发病,但多见于女性,女性多发生在青春期,此外在妊娠期和绝经期也较多。这是因为性激素的变化可能参与了 Graves 病的发生。雌激素会影响免疫系统,尤其是影响 B 细胞,可能参与免疫调节的紊乱,所以甲状腺功能亢进症多见于青年女性。

甲状腺功能亢进症会遗传吗

　　甲状腺功能亢进症不是传统意义上的遗传性疾病,常见的甲状腺功能亢进症 Graves 病是一种和遗传相关的疾病,也就是说,如果父亲或母亲患 Graves 病,其子女不一定就会得病,但得病的概率与其他人相比会大大增加。

甲状腺功能亢进症的眼部表现有哪些

　　患甲状腺功能亢进症时会出现眼球突出,根据突眼程度的不同可以分为两类:非浸润性突眼和浸润性突眼。非浸润性突眼的甲状腺功能亢进症患者会有眨眼减少、凝视、目光炯炯有神、眼裂增大、巩膜外露等表现,在甲状腺功能亢进症 Graves 病治愈后大多可以恢复;而浸润性突眼会出现睡眠时眼睑不能闭合、视物成双、怕光、流泪等,这种突眼又称为恶性突眼,治疗的难度较大,对眼睛的伤害也很大。

什么是甲状腺危象

甲状腺危象是甲状腺功能亢进症患者病情加重时出现的危及生命的情况。甲状腺危象的患者有高热、烦躁不安、大汗淋漓、恶心、呕吐,进而出现休克、昏迷。在以前甲状腺危象很容易导致死亡,现在随着医疗条件的改善,甲状腺危象已经很少发生。

甲状腺危象有哪些表现

甲状腺危象主要表现为原有甲状腺功能亢进症症状的加重,患者会出现发热,体温可达 39 ℃以上,心率加快,常常超过100 次/分,患者会有恶心、呕吐、情绪烦躁,严重时会出现大汗淋漓、心力衰竭、虚脱、休克。需要特别注意的是有一些老年患者,没有典型的甲状腺危象表现,反而表现为极度虚弱、低体温、嗜睡、淡漠、昏迷。

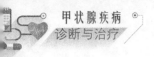

甲状腺危象是怎么发生的

　　甲状腺功能亢进症症状非常重的患者,如果没有得到及时治疗或者治疗不当都可能发生甲状腺危象,许多患者是在感染、手术、精神刺激等应激的情况下发生的。对于甲状腺功能亢进症病情较重的患者,如果手术前没有很好地控制甲状腺功能亢进症的症状,或者是放射性碘治疗的患者在治疗前没有用抗甲状腺药物,或者是甲状腺功能亢进症患者突然发生急性严重的感染、心肌梗死、脑卒中(中风)等情况,都有可能发生甲状腺危象。甲状腺危象发生的原因可能是体内甲状腺激素水平的增高,儿茶酚胺受体数量增多、敏感性增强,人体对应激反应的能力减弱等。

如何诊断甲状腺危象

　　有一些甲状腺危象的计分方法可以帮助医师做出诊断,但是目前还没有简单有效的甲状腺危象诊断标准,因此,对于甲状腺功能亢进症的患者,如果出现高热、大汗淋漓、恶心、呕吐、烦躁、虚脱等表现,就要警惕是否有甲状腺危象的可能性,需要进一步做检查来帮助诊断。

甲状腺危象非常严重，有没有办法预防这种情况发生

甲状腺危象会危及患者的生命，但在许多情况下，甲状腺危象是可以预防的。首先，对于已经明确知道患有甲状腺功能亢进症的患者，要保证能够按时规范地就诊治疗，不要无故中断治疗。其次，对于放射性碘治疗的甲状腺功能亢进症患者，如果甲状腺肿大明显而且甲状腺功能亢进症的症状比较重，在做碘治疗前最好服用一段时间的抗甲状腺药物，待症状平稳后再治疗，同时在放射性碘治疗后，也要注意观察患者的病情变化。第三，在甲状腺功能亢进症手术治疗前要做好充分的准备，一般甲状腺功能亢进症症状要得到基本控制，心率在 80 次/分左右，术前加用碘剂。此外，甲状腺功能亢进症患者要避免情绪的剧烈波动，避免过度劳累、预防感染等。如果能够做到以上这些，甲状腺危象发生的可能性就会大大减少。

什么是垂体性甲状腺功能亢进症

垂体性甲状腺功能亢进症是由于垂体因素导致促甲状腺激素（TSH）持续分泌过多，进而刺激甲状腺分泌更多的甲状腺激素所致的甲状腺功能亢进症，它包括垂体 TSH 瘤和垂体型甲状

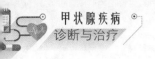
腺激素抵抗综合征所致的甲状腺功能亢进症。垂体性甲状腺功
能亢进症的症状可以轻重不等,垂体 TSH 瘤的患者会有垂体占
位性病变的表现,如视野缺损等。血液检查发现甲状腺激素和
TSH 都升高。

什么是医源性甲状腺功能亢进症

　　医源性甲状腺功能亢进症是指人体摄入了过量的外源性甲
状腺激素而出现甲状腺功能亢进症的症状,大部分是因为服用
了过量的左甲状腺素片或甲状腺片所致,也有一部分是因为长
期大量食用含有甲状腺组织的肉类所致。患者会有心悸、体重
下降、焦躁易怒等表现,但是甲状腺一般没有肿大,眼症也很少
见。血液检查 T_3、T_4 增高,而 TSH 降低,甲状腺摄碘率明显降
低。治疗方法也很简单,停用或减少甲状腺激素的剂量,并定期
监测甲状腺激素水平,根据血液中甲状腺激素的浓度来调整药
物的剂量。

什么是亚临床甲状腺功能亢进症

　　亚临床甲状腺功能亢进症是甲状腺功能亢进症的一种特殊
类型,指的是没有明显的甲状腺功能亢进症表现,而在血液检查
时发现血清中 TSH 降低,而 FT_3 和 FT_4 处于正常水平。

甲状腺功能亢进症与糖尿病如何区分

甲状腺功能亢进症和糖尿病有一些相似的表现如多食易饥、体重下降,但是糖尿病的患者没有心慌、怕热、烦躁等表现,甲状腺不肿大,血液检查甲状腺激素水平不会增高,通过以上这些情况可以把甲状腺功能亢进症和糖尿病区分开来。但要注意的是,一些甲状腺功能亢进症患者会发生糖调节受损,出现血糖增高,也就是说要当心甲状腺功能亢进症患者同时发生糖尿病的情况。

神经官能症与甲状腺功能亢进症如何区分

神经官能症在女性也很常见,神经官能症患者也会有失眠、情绪改变、怕热等表现,但两者也有许多不同之处。例如,神经官能症的患者虽然体重也可能会有减轻,但是食欲一般不会增加;患者虽然会出现心率过快,但是一般都与情绪改变密切相关。神经官能症的患者在入睡后的心率是完全正常的,也不会有甲状腺肿大和突眼,同时血液中的甲状腺激素水平正常,甲状腺的摄碘率检查也在正常范围。

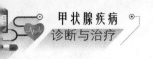

更年期综合征与甲状腺功能亢进症如何区分

更年期妇女的一些症状与甲状腺功能亢进症相似,但患者入睡后的心率一般是完全正常的,也不会有甲状腺肿大和突眼,甲状腺激素水平测定 T_3、T_4 水平正常,甲状腺摄碘率检查也是正常的。

甲状腺功能亢进症 Graves 病与
单纯性甲状腺肿如何区分

单纯性甲状腺肿虽有甲状腺的弥漫性肿大,但是没有甲状腺功能亢进症的症状和体征,没有怕热、多汗、食欲亢进、体重下降、焦虑失眠等表现,不会有突眼。血液检查 T_3、T_4 水平一般是正常的,或 T_3 稍稍增高,TSH 在正常范围,T_3 抑制试验可被抑制,甲状腺摄碘率可增高,但没有高峰的前移。

甲状腺功能亢进症性心脏病与
其他原因的心脏病如何区分

甲状腺功能亢进症可能对心脏产生明显的影响,会引起心律失常,如心动过速、房颤等,也可能会引起心功能衰竭。有些患者甲状腺功能亢进症高代谢的症状不明显,常常以心脏方面的症状为主,但甲状腺功能亢进症性心脏病与一般的心脏病不同,例如甲状腺功能亢进症引起的心力衰竭、心房颤动对地高辛治疗不敏感,如果进行血液检查会有 T_3、T_4 水平增高,而在甲状腺功能亢进症得到有效治疗后,心血管系统的症状也会得到缓解。

淡漠型甲状腺功能亢进症与抑郁症如何鉴别

淡漠型甲状腺功能亢进症多见于老年患者,起病隐匿,出现乏力、精神抑郁、淡漠、食欲不振、消瘦等情况,与抑郁症有类似之处。但是如果进行血液检查,会发现 T_3、T_4 水平增高,TSH 下降等表现,可以帮助鉴别。

甲状腺功能亢进症所致的腹泻与慢性肠炎如何区别

甲状腺功能亢进症可以使肠蠕动增快、消化吸收不良、大便次数增多,与慢性肠炎有相似之处。但是甲状腺功能亢进症一般没有腹痛、解便不尽的感觉,大便检验没有白细胞、红细胞,血液检查有 T_3、T_4 水平增高,可与慢性肠炎进行鉴别。

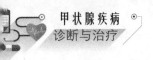

什么是甲状腺功能亢进症复发

甲状腺功能亢进症复发指在甲状腺功能亢进症完全缓解，停药半年后又出现病情反复的情况，主要发生于停药后的第 1 年，3 年后则明显少见。为了减少复发，除了临床表现和 T_3、T_4 及 TSH 正常外，T_3 抑制试验和 TRH 兴奋试验恢复正常再停药则更为稳妥，TSH 受体抗体的滴度下降或转为阴性的患者甲状腺功能亢进症复发的可能性小。

什么是甲状腺功能亢进症性心脏病

甲状腺功能亢进症性心脏病是指在甲状腺功能亢进症的基础上出现心律失常、心脏增大等情况，严重时可能发生心力衰竭，患者会有心慌、胸闷、乏力等表现，如果做心电图检查，可能会有窦性心动过速、房性期前收缩(早搏)、阵发性心动过速、心房颤动等表现。

如何诊断甲状腺功能亢进症性心脏病

甲状腺功能亢进症性心脏病与其他心脏病相比，在表现上并没有特别之处，所以很容易就被遗漏。甲状腺功能亢进症性心脏病的特点是在甲状腺功能亢进症症状缓解后,心脏的症状也能在一定程度上得到缓解。甲状腺功能亢进症性心脏病的诊断标准包括以下 4 条。

(1) 已经明确诊断为甲状腺功能亢进症。

(2) 有心律失常、心脏扩大、心力衰竭等表现。

(3) 排除其他原因引起的心脏病。

(4) 在甲状腺功能亢进症缓解后,心血管的症状和体征基本消失。

甲状腺功能亢进症性心脏病
容易与哪些疾病相混淆

甲状腺功能亢进症性心脏病可能有各种表现,因此可能与其他的心脏病相混淆,如果给予常规的心脏病药物治疗效果往往不佳,而针对甲状腺功能亢进症治疗后,心脏的症状就能很快缓解。需要注意的是,一些患者原来可能就有心脏疾病的基础,得了甲状腺功能亢进症之后,原有症状加重,即使甲状腺功能亢进症得到了控制,心脏的症状也不能完全缓解。

甲状腺功能亢进症性心脏病有哪几种主要表现

随着甲状腺功能亢进症病程的延长,甲状腺功能亢进症性心脏病的发生率增高,主要有以下 3 种表现。

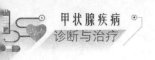

(1) 心律不齐:最常见的是心房颤动或期前收缩(早搏),患者会有心悸不适的感觉。有些甲状腺功能亢进症患者因为心悸会去心内科门诊就诊,做心电图检查显示为心房颤动或房性期前收缩,给予常规抗心律失常药物治疗疗效欠佳,往往会更换不同的抗心律失常药物反复治疗,非常容易漏诊,所以对这类患者要特别注意还有没有其他的症状,只需要做一下甲状腺激素水平检测,就能够做出明确的诊断了。

(2) 心脏增大:甲状腺功能亢进症患者因为长期心脏负担增加,导致心脏扩大,这样就可能引起心脏瓣膜的相对关闭不全,医师用听诊器检查心脏时会听到心前区有杂音。甲状腺功能亢进症患者一般会出现收缩压升高,而舒张压下降的表现。如果甲状腺功能亢进症病程不长,没有其他心脏基础疾病,那么在甲状腺功能亢进症得到合理治疗之后,心脏大多能够恢复正常大小。

(3) 心功能不全:表现为胸闷、气促、不能平卧、下肢水肿、肝脾瘀血性增大等表现,尤其在有基础疾病的老年患者中多见。需要注意的是一些老年患者没有怕热、多汗、激动、多食易饥等表现,反而表现为淡漠、抑郁、食欲下降,这时就很少能够想到心功能不全是由甲状腺功能亢进症引起的,从而造成治疗的延误。

为什么及时诊断甲状腺功能
亢进症性心脏病非常重要

因为甲状腺功能亢进症性心脏病有其特殊性,其病变是可以逆转的,在甲状腺功能亢进症得到及时有效的治疗后,心脏病便可以完全消失,而如果甲状腺功能亢进症没有得到及时的控制,长期的病变会使得心脏的结构和功能严重受损,即使甲状腺功能亢进症最终得到控制,也会遗留心脏永久性病变。因此,及时做出诊断有着非常重要的意义。

为什么甲状腺功能亢进症会引起肝功能损害

患甲状腺功能亢进症时过多的甲状腺激素在肝脏进行转化代谢,对肝脏产生毒性作用,加重肝脏负担。甲状腺功能亢进症时肝细胞耗氧量增加,但是肝脏血流量并没有相应增加,这样就会产生肝细胞的缺血缺氧。患甲状腺功能亢进症时如果有心力衰竭会使得肝脏瘀血,加重肝损伤,这些原因都会导致肝功能损伤。

抗甲状腺药物引起的肝功能损害与甲状腺功能亢进症引起的肝功能损害如何区别

区别两种情况有一定的难度,但是非常重要,因为两者在治疗上是不同的。首先要注意用药与肝功能损害的时间先后,抗甲状腺药物引起的肝损伤是用药在前,肝损伤在后,而甲状腺功能亢进症引起的肝损伤在尚未用药之前就已经存在了。其次,如果是抗甲状腺药物引起的肝损伤,在停药后肝功能就会恢复,

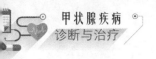
而重复用药就会再次引起肝损害。最后,可以通过肝脏穿刺病理学检查来帮助我们区分两种不同的情况。

如何预防甲状腺功能亢进症所致的肝功能受损

首先,对于新诊断的甲状腺功能亢进症患者要立即常规检查肝功能,如果已经有肝功能损伤,还要进一步检查肝炎病毒标志物、做肝脏的影像学检查、检验肝脏免疫学指标等,以进一步判断是何种原因引起的肝功能损伤。其次,在给予抗甲状腺药物治疗的患者中,要定期随访肝功能,如果有问题可以及时发现,患者如果出现厌食、黄疸等情况,应该立即就医。再次,甲状腺功能亢进症患者一经诊断,就应该予以积极规范的治疗,同时注意避免感染、劳累、情绪刺激等可能加重病情的因素,如果有甲状腺功能亢进症性心脏病等并发症要积极控制,否则会加重肝功能损害。最后,要避免使用可能对肝功能产生损伤的药物。

甲状腺功能亢进症患者出现什么情况
就提示可能有肝功能受损

早期肝功能受损可能没有特殊的表现,有的患者原先胃口很好,肝损后可能有厌食、腹胀不适、厌油、腹泻、黄疸等消化系统的表现,如果出现这种情况要立即去医院就诊。

如何诊断甲状腺功能亢进症合并周期性麻痹 ⊃—

可以依据以下几方面进行诊断。

(1) 有甲状腺功能亢进症症状。

(2) 突然发生双下肢或四肢瘫痪,严重时可以发生呼吸肌麻痹。瘫痪特点是肢体近端的症状比远端重,下肢比上肢重。

(3) 血液检查 T_3、T_4、FT_3、FT_4 升高,TSH 降低,血清钾降低。

(4) 补钾治疗后瘫痪迅速恢复。

甲状腺功能亢进症合并周期性麻痹是怎么发生的 ⊃—

人体内有一些重要的电解质如钾离子、钙离子等可以调节神经肌肉的兴奋性。有些甲状腺功能亢进症患者,多为青年男性,在周期性麻痹发作时细胞外钾离子迅速进入细胞内,细胞外钾离子浓度迅速下降,从而使得神经肌肉功能出现紊乱。

甲状腺功能亢进症周期性麻痹有哪些特点 ⊃—

甲状腺功能亢进症周期性麻痹多见于青年男性,男性发病

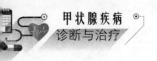
率远远高于女性。大多在甲状腺功能亢进症发病后短时间内出现麻痹，但是也可以发生于甲状腺功能亢进症症状不明显的患者或甲状腺功能亢进症缓解后的患者，在劳累、紧张、寒冷、饱餐、静脉滴注葡萄糖加胰岛素补液等情况下发作，也可没有明显诱因，每次发作的严重程度也可以不完全相同，一般表现为双下肢或四肢的瘫痪，严重时呼吸肌麻痹，但患者的神志往往是清醒的，在补钾治疗后症状会迅速缓解。

如何预防甲状腺功能亢进症周期性麻痹的发生

采取以下措施可以在一定程度上预防甲状腺功能亢进症周期性麻痹的发生：①避免进食过饱；②不要摄入过多的糖类(碳水化合物)饮食；③避免过度劳累、紧张、寒冷，预防感染发生；④积极治疗甲状腺功能亢进症；⑤对曾经发作过周期性麻痹的患者，要注意在医疗上避免可能引起低钾的因素如输注葡萄糖加胰岛素、服用含有利尿剂的药物等；⑥必要时监测血清钾离子浓度，对于低于正常水平的患者，予以口服补钾治疗。

什么是慢性甲状腺功能亢进症性肌病

慢性甲状腺功能亢进症性肌病是甲状腺功能亢进症神经肌肉的并发症，主要表现为肢体的肌无力和肌萎缩。患者会出现蹲下后不能站起,无法爬楼梯,不能提举重物等。慢性肌病的严重程度一般和甲状腺功能亢进症的严重程度平行。

慢性甲状腺功能亢进症性肌病如何诊断

当患者明确诊断为甲状腺功能亢进症时,出现肌无力、肌萎缩,肌电图提示有肌病的改变,做肌肉活检病理提示肌源性损害,就可以考虑诊断为甲状腺功能亢进症性肌病。

什么是甲状腺相关眼病

甲状腺相关眼病又称为 Graves 眼病,近年来倾向于称之为 Graves 眶病,因为甲状腺眼病的患者中 90% 有 Graves 病。疾病的原因非常复杂,可以表现为眼球突出、充血、瞬目减少、畏光、流泪,眼球活动受限等。甲状腺相关眼病的发病与遗传、免疫、环境因素都有关系。眼眶 CT 检查发现眼外肌肿胀增粗。

甲状腺相关性眼病有哪些表现

甲状腺相关性眼病可以表现为单侧或双侧眼球突出,眼睑、结膜充血水肿,眼睛胀痛、畏光、流泪、视力减退,眼球活动受限、

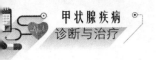

活动减少、斜视、复视、角膜炎症等。最常见的就是眼球突出,两眼的突眼程度可不一致。

甲状腺功能亢进症相关性眼病是如何发生的

甲状腺功能亢进症相关性眼病的发生机制非常复杂。遗传因素、免疫因素、环境因素、医源性因素都参与其中。遗传因素中眼病的轻重与 HLA 分型有关。体液免疫和细胞免疫都参与发病。吸烟可能是一个重要的影响因素,大部分甲状腺功能亢进症性眼病患者都吸烟。一部分患者在放射性碘治疗后突眼会加重。

甲状腺功能亢进症的眼征有哪些

甲状腺功能亢进症眼征包括上眼睑退缩,眼裂增宽,眨眼次数减少,眼睛向下看时上眼皮不能相应随之向下,两眼的辐辏功能减弱,向上看时没有额纹,双眼炯炯有神。

如何判断突眼的严重程度

可以用专门的突眼仪测量,CT 扫描是检测突眼度的精确方法。磁共振检查也能清楚地显示眼外肌的情况,通过望诊也可以粗略地判断突眼的程度。目前应用最多的还是突眼仪。

如何诊断甲状腺功能亢进症相关性眼病

首先,患者一般有甲状腺功能亢进症 Graves 病的明确诊断,其次是要有眼球的突出以及其他的眼征,典型的甲状腺功能亢进症相关性眼病很容易诊断。需要注意的是,如果患者是单侧突眼,必须要排除局部的眼病才能做出甲状腺功能亢进症相关性眼病的诊断。甲状腺功能亢进症相关性眼病分为非浸润性突眼和浸润性突眼。如果只有一些轻微的眼征如上眼睑退缩、眼睛向下看时上眼睑不能相应地随之向下,就诊断为非浸润性突眼;而如果有明显的异物感、眼球突出,眼球向上向外活动受限、角膜干燥、溃疡等,即诊断为浸润性突眼。

甲状腺功能亢进症相关性眼病
应该与哪些疾病相鉴别

首先,要和局部的眼部病变相鉴别,例如眼眶蜂窝织炎、眶内血管瘤、良恶性眶内肿瘤。其次,要和颅内病变相鉴别,如海绵窦血栓形成等任何可以引起颅压增高的疾病。再次,一些全身性疾病也会引起眼球突出,如肢端肥大症、白血病眶内浸润等。尤其是如果仅有单侧突眼,要特别注意和其他疾病进行鉴别。

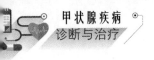

是不是甲状腺功能亢进症越重眼球就越突出

甲状腺功能亢进症的突眼程度与病情的严重程度无关,同时与甲状腺的肿大程度也不相关,并不是说甲状腺功能亢进症越重,眼球突出的程度就越重,甚至有的甲状腺功能亢进症患者仅仅以突眼为首发的表现。

什么是局限性黏液性水肿? 该如何治疗

这是甲状腺功能亢进症 Graves 病的一种特殊皮肤损害,多在小腿前下 1/3 的位置,表现为红褐色的斑块状结节,后期皮肤如树皮样改变,俗称"象皮腿"。病情较重的患者局部可以涂擦糖皮质激素软膏,必要时用抗生素治疗。

甲状腺功能亢进症的男性患者能生育吗

甲状腺功能亢进症会影响男性的生殖系统,半数男性患者出现性欲下降,25％的患者出现阳痿,精子活力受到影响,不易使女方受孕,但是如果甲状腺功能亢进症得到有效控制,这些变化可以完全恢复正常。

甲状腺功能亢进症的女性患者可以生育吗

　　甲状腺功能亢进症女性患者生育能力下降,甲状腺功能亢进症的病情越重,生育能力越差。甲状腺功能亢进症的女性患者很难受孕,即使受孕,也很容易出现流产、胎儿畸形,甚至死胎,存活的胎儿或婴儿也很容易发生甲状腺疾病,会极大地损害母亲和胎儿的健康,因此,已经诊断为甲状腺功能亢进症的育龄期女性,应该在甲状腺功能亢进症得到缓解后再考虑妊娠。而对于孕妇来说,如果发现患有甲状腺功能亢进症,应及时予以规范治疗控制甲状腺功能亢进症症状,治疗时要同时考虑母亲和胎儿的情况,并不一定要立即终止妊娠,但对于伴有严重的甲状腺功能亢进症性心脏病或妊娠高血压综合征的女性,必要时也可以考虑终止妊娠。

妊娠对甲状腺功能亢进症 Graves 病有什么影响

　　妊娠可能会加重甲状腺功能亢进症患者的心脏负担,如果甲状腺功能亢进症控制不佳,在分娩时可能诱发甲状腺危象。妊娠后期,体内 TSH 受体抗体的滴度可能下降,因此所需的抗甲状腺药物剂量也会相应减少。

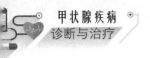
妊娠妇女可以做同位素检查和治疗吗

妊娠妇女不可以做同位素检查,因为胎儿甲状腺具有摄取碘和合成甲状腺激素的功能,所以不能进行放射性碘检查和治疗。

结节性甲状腺肿引起的甲状腺功能亢进症与 Graves 病引起的甲状腺功能亢进症有什么不同

与 Graves 病相比,结节性甲状腺肿引起的甲状腺功能亢进症多见于中老年患者,大多起病缓慢,病情较轻,血液检查 T_3、T_4、FT_3、FT_4 轻度升高,TSH 受体抗体阴性。放射性碘-131 扫描显示甲状腺内存在多个功能性结节。结节性甲状腺肿引起的甲状腺功能亢进症可采用手术或放射性碘治疗。

如何诊断结节性甲状腺肿所致的甲状腺功能亢进症

如果一位有多年结节性甲状腺肿的中老年患者,逐渐出现消瘦、乏力,同时出现不明原因的心房颤动、心动过速、心绞痛乃至心力衰竭,结合 T_3、T_4、FT_3、FT_4 升高,TSH 下降,甲状腺摄碘率检查见到多个结节部位的放射性明显增高,均能帮助医师做出诊断。

高功能腺瘤引起的甲状腺功能亢进症与 Graves 病引起的甲状腺功能亢进症有什么不同

高功能腺瘤引起的甲状腺功能亢进症多见于 40 岁以上的女性,它的特点是在出现甲状腺功能亢进症症状之前已经有多年的甲状腺结节病史,与 Graves 病不同的是,同位素检查显示单个热结节,以手术治疗为主,也可采用放射性碘治疗。

高功能腺瘤引起的甲状腺功能亢进症有什么表现

高功能腺瘤引起的甲状腺功能亢进症多见于 40～60 岁的女性,起病缓慢,患者有较长时间的甲状腺肿大,甲状腺功能亢进症症状一般较轻,会出现心慌气短、怕热多汗、体重减轻、乏力感,患者不会有严重的突眼表现,如果触摸甲状腺部位会扪及一个圆形结节,血液检查发现 T_3、T_4 增高,促甲状腺激素(TSH)降低,同位素扫描会发现碘-131 浓聚在结节处。

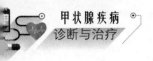

什么是中枢性的甲状腺功能亢进症

中枢性的甲状腺功能亢进症很少见,主要包括垂体 TSH 瘤和垂体选择性甲状腺激素抵抗综合征。垂体 TSH 瘤在 T_3、T_4、FT_3、FT_4 升高的同时,TSH 也升高,垂体磁共振检查发现有垂体瘤存在。首选的治疗是手术切除垂体瘤,切除肿瘤后甲状腺功能亢进症的症状会消失,另外也可用放射治疗或药物治疗。垂体选择性甲状腺激素抵抗综合征很少见。

为什么甲状腺炎会引起甲状腺毒症

因为甲状腺炎会破坏甲状腺滤泡,从而使得已经合成的甲状腺激素大量释放进入血液循环,导致了暂时性甲状腺毒症,常见的包括亚急性甲状腺炎引起的甲状腺毒症、慢性淋巴细胞性甲状腺炎引起的甲状腺毒症、无痛性甲状腺炎引起的甲状腺毒症等。

亚急性甲状腺炎引起的甲状腺毒症有什么特点

亚急性甲状腺炎引起的甲状腺毒症大多起病比较急,起病前有上呼吸道感染的情况,开始时多有咽痛、头痛、发热、畏寒、无力等症状。此后大约 1 周出现甲状腺毒症的症状,如心悸气短、食欲亢进、消瘦、易激动、颤抖等表现,患者有甲状腺肿大、疼痛,触摸时也有疼痛感,疼痛可以放射到下颌、耳后等部位。由于甲状腺滤泡的破坏,甲状腺激素大量进入血液循环,出现心悸、怕热、多汗、体重减轻、情绪紧张等表现,甲状腺毒症症状可以持续 1～3 个月,因为甲状腺滤泡遭到破坏不能摄取碘,所以甲状腺摄碘率检查明显下降,这与 Graves 病明显不同。因为甲状腺激素耗尽,有一部分患者在甲状腺毒症后会出现暂时性的甲状腺功能减退症。

亚急性甲状腺炎引起的甲状腺毒症在检查上有什么特点

在血液检查方面,会有白细胞轻度增高,红细胞沉降率显著加快,可能有呼吸道病毒抗体滴度的增加。甲状腺功能检查方面,会出现特征性的分离现象,即血液中 T_3、T_4 增高,而甲状腺摄碘率降低。这是因为甲状腺滤泡遭到炎症破坏,释放出大量的甲状腺激素,因而 T_3、T_4 增高,而遭到破坏的滤泡细胞摄取碘的能力下降,所以出现甲状腺激素水平升高和摄碘率下降的分离现象。甲状腺的同位素扫描可以表现为影像的缺损,显影不均匀或不显影。

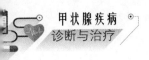

如何诊断亚急性甲状腺炎引起的甲状腺毒症

　　根据发病前有上呼吸道感染史,然后出现甲状腺毒症的症状,甲状腺肿大和疼痛,就应该考虑可能有亚急性甲状腺炎引起的甲状腺毒症。血液检查 T_3、T_4 增高,而摄碘率降低的特征性分离现象,以及红细胞沉降率加快等都支持该诊断。

亚急性甲状腺炎引起的甲状腺毒症与甲状腺功能亢进症 Graves 病有什么不同

　　亚急性甲状腺炎引起的甲状腺毒症会出现 T_3、T_4 增高而摄碘率降低的特征性分离现象,而甲状腺功能亢进症 Graves 病 T_3、T_4 增高的同时,摄碘率也是明显上升的,而且亚急性甲状腺炎通常起病较急,起病前有明显的上呼吸道感染史,甲状腺部位有发作性疼痛和触痛,这些都是甲状腺功能亢进症 Graves 病所没有的。

亚急性甲状腺炎引起的甲状腺毒症预后如何

　　一般预后良好,没有后遗症。大多数患者在半年左右可以痊愈,但是 5%～10% 的患者可以发生永久性甲状腺功能减退症,还有少部分患者将来可能会复发。因此应预防感冒,加强锻炼,增强体质。

慢性淋巴细胞性甲状腺炎所致的甲状腺功能亢进症有什么特点

慢性淋巴细胞性甲状腺炎所致的甲状腺功能亢进症又称为桥本甲状腺炎甲状腺功能亢进症,在血液中可以检查出高滴度的抗甲状腺微粒体抗体和甲状腺球蛋白抗体,甲状腺肿大,质地韧,甲状腺的细针穿刺活检有助诊断。随着病情的进展,可能会出现甲状腺功能减退症。

慢性淋巴细胞性甲状腺炎引起的甲状腺功能亢进症有哪些表现

这种疾病通常起病缓慢,最初有颈前的无痛性肿胀,甲状腺质地坚韧,摸上去如触摸橡皮,而且随着病情的进展,甲状腺肿大通常很明显,血液检查 T_3、T_4 升高,TSH 下降,通常表现为轻度的甲状腺功能亢进症,随着病情的发展,部分患者会出现甲状腺功能减退症。

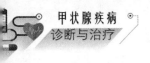

哪些妇科疾病会引起甲状腺功能亢进症

有一些妇女在分娩后会出现甲状腺功能亢进症,这是因为怀孕期间,孕妇的免疫功能受到抑制,而在分娩之后会产生反弹所引起的,这种甲状腺功能亢进症一般比较轻微。此外,还有卵巢甲状腺肿所致的甲状腺功能亢进症、滋养层肿瘤所致的甲状腺功能亢进症等。

老年人甲状腺功能亢进症有什么特点

随着老龄化社会的到来,老年人罹患甲状腺功能亢进症也越来越多。老年人甲状腺功能亢进症的表现和普通甲状腺功能亢进症的症状有所不同。老年患者不一定出现兴奋、紧张的表现,相反可能会出现少言、抑郁、神情淡漠;消化系统方面可出现厌食、食欲减退等;许多老年患者会有心血管方面的症状,严重时甚至可能出现心力衰竭。

什么是 T_3 型甲状腺功能亢进症

T_3 型甲状腺功能亢进症是指患者有甲状腺功能亢进症症

状,但是血液检查 T_4 正常,仅有 T_3 增高,与一般的甲状腺功能亢进症相比,T_3 型甲状腺功能亢进症经抗甲状腺药物治疗后,更有可能获得长期缓解。T_3 型甲状腺功能亢进症的表现比较轻,很容易被漏诊。T_3 型甲状腺功能亢进症多见于 Graves 病或毒性结节性甲状腺肿,一般以心血管表现为主,常常没有突眼,血液甲状腺激素水平检查表现为 T_3、FT_3 增高,血清 T_4、FT_4 正常或减少,甲状腺摄碘率正常或增高。T_3 型甲状腺功能亢进症可能是轻型甲状腺功能亢进症、早期甲状腺功能亢进症,或甲状腺功能亢进症复发的先兆。

什么是 T_4 型甲状腺功能亢进症

T_4 型甲状腺功能亢进症是指患者有甲状腺功能亢进症症状,但血液检查 T_3 水平正常,仅有 T_4 增高。T_4 型甲状腺功能亢进症可见于 Graves 病、毒性结节性甲状腺肿、碘甲状腺功能亢进症或亚急性甲状腺炎。患者发病年龄一般比较大,全身情况可能较差。血液检查会发现血清 T_4、FT_4 升高,血清 T_3、FT_3 不升高,同位素检查甲状腺摄碘率明显增高。需要注意的是,一些非甲状腺疾病也可能会影响血清 T_4 水平,如妊娠或服用避孕药会使得 T_4 升高。T_4 型甲状腺功能亢进症的治疗方法与普通甲状腺功能亢进症相同。

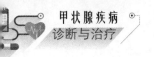

儿童甲状腺功能亢进症有什么特点

儿童甲状腺功能亢进症可以发生于任何年龄阶段,以学龄前为多,它的表现与成人基本相似,只是小儿中心房颤动和心力衰竭较少见,但对于青春期的孩子而言,可能会有性发育迟缓,女孩会出现月经紊乱、月经量减少及闭经等。儿童甲状腺功能亢进症有家族发病倾向,发病前常常有情绪紧张、感染等诱发因素。儿童甲状腺功能亢进症与成人甲状腺功能亢进症一样,也可能由多种病因所致,包括弥漫性毒性甲状腺肿、结节性毒性甲状腺肿、甲状腺炎症、慢性淋巴细胞性甲状腺炎、过量服用甲状腺激素、甲状腺肿瘤、垂体肿瘤等。患者多有消瘦、怕热、多汗、食欲增加、大便次数增加、心率快、易激动、好动、兴奋、失眠,可能会有甲状腺肿大和突眼。血液检查 T_3、T_4、FT_3、FT_4 增高,促甲状腺激素(TSH)降低。

老年甲状腺功能亢进症与中青年人
相比有哪些不同

老年甲状腺功能亢进症与中青年人甲状腺功能亢进症相比有许多明显的不同:①中青年人甲状腺功能亢进症一般症状比较典型,比较容易做出诊断。而老年人甲状腺功能亢进症很大一部分表现不典型,有的患者以难治性心房颤动或心力衰竭为表现,有的以淡漠、抑郁甚至昏迷为表现,因此很容易漏诊或使得诊断延迟。有的老年甲状腺功能亢进症患者来就诊时已经非常消瘦,体质很差,这在中青年患者当中是不多见的。②老年甲状腺功能亢进症患者中有相当一部分的病因是多结节性甲状腺肿、高功能甲状腺腺瘤,而中青年人甲状腺功能亢进症的病因以Graves病为主。③老年患者的甲状腺肿大也不如中青年人那么明显。④老年甲状腺功能亢进症患者中突眼的表现也少于中青年患者,甲状腺功能亢进症的其他眼症也比较少见。⑤很多老年甲状腺功能亢进症以单一系统的表现起病,包括神经精神系统、心血管系统或消化系统等。许多老年患者不表现为兴奋、躁动,反而出现与典型甲状腺功能亢进症相反的表现,如淡漠、抑郁等。心血管系统的症状往往是老年甲状腺功能亢进症的突出表现,可以出现呼吸困难、水肿等心功能不全的症状,也可能出现不明原因的心房颤动、心绞痛等,这都是因为甲状腺功能亢进症大大加重了心脏负担所致。消化系统方面,老年甲状腺功能亢进症患者常出现厌食、食欲减退,因为老年人胃肠蠕动减慢,甚至可能出现便秘。⑥老年甲状腺功能亢进症的患者多合并其他系统器官疾病,可能会相互影响,加重病情。

什么是淡漠型甲状腺功能亢进症

淡漠型甲状腺功能亢进症是甲状腺功能亢进症的一种特殊

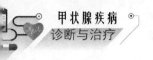

类型,常见于老年的甲状腺功能亢进症患者,它没有常见的兴奋、紧张、易激动、焦躁等表现,相反患者通常很淡漠、抑郁、迟钝,且经常出现心脏扩大、心力衰竭。

什么是妊娠期甲状腺功能亢进症

甲状腺功能亢进症与妊娠同时存在就是妊娠期甲状腺功能亢进症。妊娠期本身就会有怕热、多汗、食欲增加等高代谢的表现,同时也可能出现甲状腺轻度肿大,这往往会掩盖甲状腺功能亢进症的表现,给诊断带来困难。因此,如果孕妇在休息时心率持续过快,体重不随妊娠月数而增加,就要警惕有没有妊娠期甲状腺功能亢进症的可能性,需要到医院进一步的检查。

妊娠妇女的甲状腺功能会有哪些变化

妊娠时,因为雌激素水平升高,甲状腺结合球蛋白增多,因此 T_3、T_4 可能增高,但是 FT_3、FT_4 大多没有变化。在妊娠初期的第 2～3 个月时,体内人绒毛膜促性腺激素分泌达到高峰,人绒毛膜促性腺激素可以刺激位于甲状腺的促甲状腺激素受体,使得该阶段体内的 FT_3、FT_4 水平高于妊娠后期。在妊娠期,母体免疫系统全面抑制,甲状腺功能亢进症孕妇可能出现妊娠前半期甲状腺功能亢进症症状加重,后半期症状减轻的情况。

如何诊断妊娠期甲状腺功能亢进症

在正常妊娠期间,孕妇也会有代谢亢进和心悸、怕热、多汗、食欲亢进的表现,同时伴轻度的甲状腺肿大也很常见,妊娠期间这些正常的生理变化与甲状腺功能亢进症很相似。但是如果孕妇休息时心率持续超过 100 次/分,体重不随妊娠月数而增加,四肢近端肌肉消瘦,甲状腺明显肿大并有杂音,出现突眼或胫前黏液性水肿等,就应该进行甲状腺激素水平的检测。如果 FT_3、FT_4 升高,促甲状腺激素降低,促甲状腺激素受体抗体阳性,则支持甲状腺功能亢进症 Graves 病的诊断。

甲状腺功能亢进症的血液检查项目有哪些

甲状腺功能亢进症的血液检查包括 T_3、T_4、FT_3、FT_4、rT_3、TSH。FT_3 和 FT_4 是游离的 T_3 和 T_4,FT_3 和 FT_4 较少受到体内其他因素的影响,能够更准确地反映甲状腺激素的水平变化。TSH 的全称是促甲状腺激素,它是由甲状腺的上一级调控组织垂体分泌的。TSH 能够更灵敏地反映人体甲状腺功能的改变,例如在亚临床甲状腺功能亢进症的情况下,FT_3 和 FT_4 还没有出现升高,促甲状腺激素就已经降低了。甲状腺功能亢进症的血液检查还包括血清甲状腺球蛋白、促甲状腺激素受抗

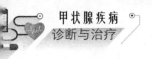

体、甲状腺球蛋白抗体、抗甲状腺微粒体抗体等,这些检查能帮助我们查明是什么原因引起的甲状腺功能亢进症。此外,甲状腺功能亢进症血液检查还包括血常规、肝肾功能等检查项目。

甲状腺功能亢进症时血液检查中 T_3、T_4、FT_3、FT_4、rT_3、TSH、TG、TPOAb 和 TRAb 这些指标有什么意义

在诊断甲状腺功能亢进症前,医师会让患者抽血检验甲状腺激素水平和甲状腺的相关抗体,通常包括以下各项 T_3、T_4、FT_3、FT_4、rT_3、TSH、TG、TPOAb 和 TRAb,其各自的意义如下。

(1) T_3 和 T_4:T_3 全称为三碘甲状腺原氨酸,T_4 全称为甲状腺素,T_3 和 T_4 是常见的反映甲状腺激素水平的指标。在甲状腺功能亢进症时可以有 T_3 和 T_4 同时升高,也可以有 T_3 升高而 T_4 正常,或者 T_4 升高而 T_3 正常,虽然 T_3、T_4 的增高对于诊断甲状腺功能亢进症有重要的意义,但是这两个指标容易受到血中甲状腺素结合球蛋白(thyroxine binding globulin, TBG)的影响,当 TBG 增高时(例如妊娠、服用避孕药时),T_3 和 T_4 也会随之增高,反之,当血浆中 TBG 减少时(如低蛋白血症、服用雄激素、肾病综合征、肝硬化等),T_3 和 T_4 也随之降低。在以上这些情况下,T_3 和 T_4 就不能准确反映甲状腺激素水平的改变了。

(2) FT_3 和 FT_4:即游离三碘甲状腺原氨酸和游离甲状腺

素。血液循环中呈游离状态的 T_3 和 T_4 比结合状态的 T_3 和 T_4 低得多,仅仅分别占 T_3 和 T_4 的 0.2% 和 0.02%,但只有 FT_3 和 FT_4 才能进入细胞发挥生理作用,而且影响因素少,因此血清中 FT_3 和 FT_4 的浓度能够直接、准确地反映甲状腺的功能状态,所以 FT_3 和 FT_4 增高在诊断甲状腺功能亢进症时优于 T_3 和 T_4。此外,FT_3 和 FT_4 不受 TBG 的影响,因此对于妊娠期甲状腺功能亢进症的诊断更为准确。甲状腺功能亢进症时 FT_3 和 FT_4 是升高的。

(3) rT_3:全称为反 T_3。在人体,T_4 既可以转化成 T_3,也可以转化成 rT_3,rT_3 几乎没有生理活性,但它可以反映 T_3 和 T_4 的代谢平衡状态,甲状腺功能亢进症患者中绝大多数 rT_3 都是增高的,同时测定 rT_3 对于观察抗甲状腺药物的疗效也有一定的价值。

(4) TSH:全称为促甲状腺激素。目前的检测灵敏度很高,称为超敏感的 TSH 检测方法,可用于甲状腺功能亢进症和亚临床甲状腺功能亢进症的诊断。在甲状腺性甲状腺功能亢进症如 Graves 病、结节性毒性甲状腺肿时,垂体受到过多甲状腺激素的反馈抑制,所以 TSH 是降低的。但在垂体性甲状腺功能亢进症时,TSH 就是升高的。

(5) TG:全称是甲状腺球蛋白。大多数甲状腺功能亢进症患者因为甲状腺被过度刺激,甲状腺球蛋白是升高的。而在外源性给予过多的甲状腺激素所导致的甲状腺功能亢进症中,TG 是降低的。TG 是甲状腺肿瘤术后随访的重要指标,TG 升高时,需要警惕有无甲状腺肿瘤复发的可能。

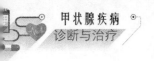

(6) TgAb:全称为甲状腺球蛋白抗体。TgAb 是甲状腺免疫损伤的标志,一般认为与甲状腺功能状态不相关,TgAb 增高有助于桥本甲状腺炎的诊断。

(7) TPOAb:全称为甲状腺过氧化物酶抗体或甲状腺微粒体抗体。TPOAb 是检测自身免疫性甲状腺疾病最敏感的方法。大部分甲状腺功能亢进症 Graves 病患者可检测到 TPOAb 阳性,绝大多数桥本甲状腺炎的 TPOAb 是阳性的,而且滴度远远大于甲状腺功能亢进症 Graves 病。

(8) TRAb:全称是促甲状腺激素受体抗体。TRAb 其实包含两种成分,即促甲状腺激素(TSH)刺激性抗体和促甲状腺激素抑制性抗体,甲状腺功能亢进症 Graves 病时 90％以上的患者 TRAb 阳性,可以作为 Graves 病的特异性诊断指标。

甲状腺功能亢进症血液检查需要空腹吗

如果仅仅检验甲状腺激素水平、甲状腺抗体、血常规、肝肾功能这些指标,那就不需要空腹,随时可以抽血。如果需要同时检验血糖、血脂等,就需要空腹了。

哪些药物会影响甲状腺激素水平的检测

在做甲状腺激素水平检测前,先要了解患者服用药物的情况,因为许多非甲状腺疾病的治疗药物都有可能影响甲状腺的功能。下面列举了常见的可能影响甲状腺激素水平的药物。

（1）碘剂:例如,在做 CT、介入等检查治疗时可能会用到含碘的造影剂,碘剂既可能产生甲状腺功能减退症,也可能诱发甲状腺功能亢进症。碘剂抑制甲状腺激素的生物合成或释放而导致甲状腺功能减退症,但是长期应用碘剂可能会引起甲状腺功能亢进症,因为碘剂是体内制造甲状腺激素的原料。

（2）胺碘酮:胺碘酮是常用的抗心律失常药物,商品名可达龙,胺碘酮会引起甲状腺疾病或者改变甲状腺激素水平,既可以发生甲状腺功能减退症也可能发生甲状腺功能亢进症。因此,在服用胺碘酮之前,最好能够排除一下有无甲状腺疾病,如果已经有甲状腺功能亢进症 Graves 病或桥本甲状腺炎等基础病变,那么就尽量选择其他的抗心律失常药物。

（3）碳酸锂:碳酸锂是治疗抑郁症的药物,但本身也可以用于治疗甲状腺功能亢进症。碳酸锂可以抑制甲状腺激素的释放,可能会导致甲状腺功能减退症,服用碳酸锂的患者应该定期监测血液甲状腺激素水平。

（4）普萘洛尔(心得安)、糖皮质激素等:这些药物会影响 T_4 转化为 T_3,引起甲状腺激素水平的变化。

（5）避孕药:其中含有的雌激素会使得甲状腺激素结合球蛋白浓度增高,从而使得 T_3、T_4 增高。

（6）其他:还有一些药物如多巴胺、苯妥英也可能会影响甲状腺激素水平。

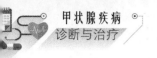

哪些非甲状腺疾病会影响甲状腺激素水平

有些非甲状腺疾病会影响血液中甲状腺激素的水平。

(1) 肝脏疾病:肝脏可以合成甲状腺激素球蛋白,所以肝脏疾病会影响血液中甲状腺激素的浓度,如肝硬化的患者,因为产生甲状腺激素结合球蛋白减少,所以 T_4 减低,但 FT_4 可以不低,而急性肝炎患者可有甲状腺结合球蛋白浓度的增高,所以 T_4 可能增高。

(2) 患者在病情危重时会有低 T_3 综合征的表现,这是机体的一种自我保护表现,在危重症时,T_4 较少转变为 T_3,而更多地转变为无活性的 rT_3,这样就可以减少机体的代谢消耗。

(3) 其他 一些可以影响甲状腺激素结合球蛋白的疾病如肾脏病等。

甲状腺功能亢进症患者为什么
还要检查肝功能、血常规

甲状腺功能亢进症的患者可能有肝功能受损、白细胞减少,所以在最初诊断甲状腺功能亢进症的时候需要做肝功能和白细胞的血液检查,这对于选择何种治疗方式是很重要的,例如,肝功能受损严重、白细胞明显下降的甲状腺功能亢进症患者,就不能应用口服抗甲状腺药物治疗了。在治疗过程中,也要随访肝功能和血常规的变化,因为一些治疗药物或者甲状腺功能亢进症本身病情的变化可能会损伤肝功能且使得白细胞减少,必须及时发现,才能调整治疗方案。

诊断甲状腺功能亢进症为什么要做甲状腺彩超

甲状腺彩超在甲状腺功能亢进症的诊断中非常重要,因为引起甲状腺功能亢进症的原因有很多种,例如,甲状腺功能亢进症 Graves 病的超声典型表现有"火海征";毒性多结节性甲状腺肿引起的甲状腺功能亢进症超声图像会看到多发性、大小不等的结节。不同病因所致的甲状腺功能亢进症在图像上会有不同的表现,彩超检查可以帮助我们做出诊断,从而有利于制订不同的治疗方案。

甲状腺功能亢进症时甲状腺的超声图像是怎样的

甲状腺功能亢进症可以由许多不同的病因引起,最常见的甲状腺功能亢进症 Graves 病的典型超声图像是"甲状腺火海征",甲状腺实质的超声图像内可见到丰富的血流信号,甲状腺动脉内的血流速度加快,超声可以看到甲状腺弥漫性、对称性、均匀性肿大。而结节性甲状腺肿所致的甲状腺功能亢进症在图

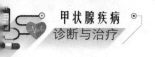
像上可以看到甲状腺两侧叶的不规则增大,其中可以见到多发性、大小不等的结节,结节周围的血流可能包绕结节,并有细小分支伸入结节内。

甲状腺功能亢进症时甲状腺的摄碘率检查有什么改变

根据甲状腺功能亢进症的不同病因,甲状腺的摄碘率会有截然不同的变化。第一种情况,对于有甲状腺摄碘功能增强的甲状腺功能亢进症来说,甲状腺摄碘率是增加的;第二种情况,对于引起甲状腺摄碘功能降低的甲状腺功能亢进症而言,摄碘率是降低的。常见的 Graves 病、毒性多结节性甲状腺肿、高功能腺瘤、垂体甲状腺功能亢进症属于第一种情况,而外源性摄取过多的甲状腺素、亚急性甲状腺炎引起的甲状腺功能亢进症属于第二种情况。因此,甲状腺摄碘-131 率的高低不能用来判断甲状腺功能亢进症病情的轻重。最常见的甲状腺功能亢进症 Graves 病表现为甲状腺摄碘率的增高,摄碘高峰前移。

什么是促甲状腺激素释放激素兴奋试验

TRH 的全称叫作促甲状腺激素释放激素,TRH 兴奋试验是指给患者定量的外源性 TRH 后,观察 TSH 和 T_3 和 T_4 的变化,正常人在接受 TRH 静脉注射后 15～30 分钟,TSH 就会上升达到峰值,然后逐步下降,于注射后 2～3 小时恢复到注射前的基础值水平。通过 TRH 兴奋试验,医师可以对怀疑有甲状腺功能亢进症的患者进行鉴别诊断,如果 TRH 兴奋试验呈正常或过高则可以排除甲状腺功能亢进症,低反应或无反应就需要考虑是否有甲状腺功能亢进症。

甲状腺功能亢进症时甲状腺自身抗体的测定包括哪些项目

甲状腺自身抗体的测定包括甲状腺球蛋白抗体(TgAb)、甲状腺过氧化物酶抗体(TPOAb)和 TSH 受体抗体(TRAb),前两者阳性有助于桥本甲状腺炎的诊断,而 TRAb 阳性常见于甲状腺功能亢进症 Graves 病。

甲状腺功能亢进症 Graves 病时甲状腺摄碘-131 率有什么改变

摄碘-131 率的正常值为 3 小时 5％～25％, 24 小时 15％～45％,高峰在 24 小时出现。Graves 病患者各个时间点数值均高于正常值,摄取碘-131 的速度加快,部分患者高峰可前移至 3 小时。除了甲状腺功能以外,还有很多因素影响甲状腺对碘-131

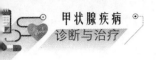
的摄取,如含碘的药物或食物会抑制甲状腺摄碘-131,反之,如果机体处于缺碘的状态,摄碘-131率就会增加。

甲状腺功能亢进症时血常规检查会有哪些变化

不少甲状腺功能亢进症患者的白细胞总数降低,中性粒细胞可能减少,淋巴细胞计数正常或增加,大多数患者红细胞和血小板正常。

甲状腺功能亢进症患者的肝功能、血糖、血脂会有哪些变化

甲状腺功能亢进症中有一部分患者会出现血糖增高,严重的会发生糖尿病,血胆固醇可能会下降,甲状腺功能亢进症患者还可能会出现肝功能损害,所以甲状腺功能亢进症患者需要检验肝功能、血糖、血脂等指标。

甲状腺功能亢进症 Graves 病的治疗方法有哪些

甲状腺功能亢进症 Graves 病是自身免疫病,但目前尚未找到针对病因的特异性治疗方法,目前主要针对症状进行治疗,包

括以抗甲状腺药物为主的内科治疗、放射性碘治疗和外科手术治疗。

甲状腺功能亢进症的 3 种治疗方法如何选择

甲状腺功能亢进症的治疗包括药物治疗、放射性碘治疗以及手术治疗三种,各有其优缺点。应该根据患者的年龄、性别、病情轻重、病程长短、有无并发症和合并症以及患者的意愿、经济水平,医师的经验和当地的医疗条件等多方面因素综合考虑。目前,抗甲状腺药物应用广泛,但是治愈率较低。

在甲状腺功能亢进症治疗过程中,运动和饮食营养方面有哪些注意点

治疗过程中,在甲状腺功能亢进症症状没有得到完全控制前要尽可能地减少体力活动,保证充足的休息,舒缓烦躁紧张的情绪,避免心情剧烈波动。在症状得到控制后也要避免过度劳累,日常生活、工作和学习注意劳逸结合。在饮食营养方面,因为甲状腺功能亢进症使得人体的消耗增大,所以需要补充更多的糖类(碳水化合物)、蛋白质和适量的脂肪,补充足量的维生素及钙质。不要吃富含碘的食物如海鲜、海带、紫菜等,食盐选用无碘盐。同时,不要吸烟、饮酒,不要喝浓茶、咖啡。

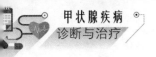

β 受体阻滞剂常用于哪些情况

β受体阻滞剂多用于缓解甲状腺功能亢进症的症状,常用于:①怀疑甲状腺功能亢进症的患者在确诊前如果心率过快,可用β受体阻滞剂控制心率;②已经确诊甲状腺功能亢进症的患者,抗甲状腺药物治疗的同时,用β受体阻滞剂能迅速缓解心动过速、震颤等症状,提高治疗效果;③甲状腺功能亢进症放射性碘治疗前辅助控制甲状腺功能亢进症症状;④甲状腺功能亢进症手术治疗前与碘剂和抗甲状腺药物联用作为术前准备。

普萘洛尔需要服用多大剂量

普萘洛尔需不需要吃,该怎么吃,这些都应该去医院就诊时由医师来决定。一般来说,每次吃 10～20 mg,一天服药 3～4 次,使得心率控制在 70～80 次/分就可以了,不要自己增减剂量。

β 受体阻滞剂有何不良反应

β受体阻滞剂可以比较迅速地缓解甲状腺功能亢进症的症

状,主要起到辅助治疗的作用。β受体阻滞剂比较安全,少有严重的不良反应。可能出现的不良反应包括恶心、头痛、失眠和抑郁。但需要注意有些情况不适宜应用β受体阻滞剂,包括患有哮喘、慢性阻塞性肺疾病、Ⅱ度以上的房室传导阻滞、充血性心力衰竭。同时对于已经服用β受体阻滞剂的患者,在停药时,最好逐渐减量停药。

抗甲状腺药物与碘-131治疗相比有哪些优缺点

抗甲状腺药物与其他治疗方案相比,疗效明确,服药方便,治疗花费较少,使用安全,不会引起永久性甲状腺功能减退症。它的缺点在于服药时间比较长,停药后甲状腺功能亢进症的复发率高,服药期间需要经常抽血检验肝功能和血常规变化。

抗甲状腺药物治疗的适应证有哪些

抗甲状腺药物适用于绝大多数甲状腺功能亢进症患者的初始治疗,例如:①轻中度甲状腺肿的患者;②甲状腺功能亢进症伴严重突眼;③甲状腺功能亢进症伴心脏病;④妊娠合并甲状腺功能亢进症;⑤不适合手术或放射治疗的患者;⑥手术或放射治疗前准备。

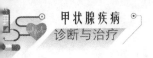
哪些情况下不能用抗甲状腺药物进行治疗

下列情况不能用抗甲状腺药物治疗,包括:①对抗甲状腺药物过敏或有严重不良反应的;②白细胞低于 $3.0\times10^9/L$,中性粒细胞低于 $1.5\times10^9/L$;③有严重肝肾疾病的患者。

抗甲状腺药物多久起效

抗甲状腺药物对已经合成的甲状腺激素无效,必须要等已经合成的甲状腺激素被消耗后才能起效。一般用药2~3周后甲状腺功能亢进症症状开始减轻,因此在最初治疗时,可以合并使用β受体阻滞剂以控制甲状腺功能亢进症症状。

有哪几种抗甲状腺药物可供选择

抗甲状腺药物主要分为两大类:①硫脲类,包括甲硫氧嘧啶和丙硫氧嘧啶,常用的是丙硫氧嘧啶;②咪唑类,包括甲巯咪唑(他巴唑)、卡比马唑(甲亢平)。

怎样选择抗甲状腺药物

目前临床上常用的主要是丙硫氧嘧啶和甲巯咪唑（他巴唑），丙硫氧嘧啶可以抑制 T_4 转变为 T_3，因此是严重甲状腺功能亢进症的首选药物。而甲巯咪唑服用方便，可以将 1 天的量集中在 1 次服用。两种药物的治疗效果相差不大，但是近来有报道服用丙硫氧嘧啶可能会出现血管炎的表现。总体来说，选择何种药物需要结合患者自身情况和医师的经验。

抗甲状腺药物有哪些不良反应

抗甲状腺药物的不良反应较少，主要有粒细胞减少、肝功能损害，此外可能有皮疹和血管炎。这些不良反应发生率很低，可以通过随访血常规和肝功能来监测。

服用抗甲状腺药物出现了不良反应该如何应对

在服用抗甲状腺药物期间，可以通过监测血常规和肝功能来尽早发现不良反应。

（1）如果血常规提示白细胞低于 3.0×10^9/L，中性粒细胞低

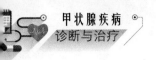

于 1.5×10⁹/L，应该考虑停药，并且进一步加强血常规的监测，可以用升白细胞的药物如利血生、鲨肝醇等。

（2）对于药物相关的皮疹，可以用抗组胺药物治疗并密切观察，如果皮疹进一步加重，就需要停药。

如果出现肝功能轻度损害，可给予保肝药物治疗，同时抽血检验患者有无乙肝、丙肝等慢性肝炎，在给予保肝药物治疗的同时，严密随访肝功能，继续使用抗甲状腺药物治疗。如果肝功能损害较为严重，就要立即停用抗甲状腺药物，并予积极保肝治疗。对原有肝脏疾病者，服药之前要常规检验肝功能，服药之后定期随访。

抗甲状腺药物的用药剂量和疗程是怎样的

目前常规的治疗方法疗程长，持续 1.5～2 年。一般经历初治期、减量期、维持期，直至最后停药。丙硫氧嘧啶的初始剂量是每天 300～450 mg，甲巯咪唑是每天 30～40 mg，分 2～3 次服用。至症状缓解或血甲状腺激素水平恢复正常即可减量，一般每 2～4 周减量一次，待症状完全消失后则进入小剂量药物治疗的维持期，必要时还可在停药前将维持量再减半。

抗甲状腺药物减量的指征是什么

当甲状腺功能亢进症的症状基本缓解，心率降至 80 次/分左右,血清甲状腺激素水平正常或接近正常,可以进入减量期。如何减量必须听从医师的安排,切记不可盲目地自行减量,一般2~4周减量1次,丙硫氧嘧啶每次减50~100 mg,甲巯咪唑每次减5~10 mg。同时,在这段时间也要定期监测血液中甲状腺激素水平。

抗甲状腺药物的维持期要多久

当抗甲状腺药物逐渐减到维持量后,需要维持1~2年的时间,丙硫氧嘧啶的维持量为每天50~100 mg,甲巯咪唑的维持量为每天5~10 mg。因为目前的研究发现,抗甲状腺药物如丙硫氧嘧啶、甲巯咪唑(他巴唑)及其活性代谢产物除了阻滞甲状腺激素的合成外,还可能对本病有免疫抑制效应,可能对甲状腺功能亢进症的病因有一定的治疗效果。长期用药更有利于提高缓解率,降低复发率。

抗甲状腺药物什么时候可以停药

停药指征包括临床症状缓解,T_3、T_4、TSH恢复正常,甲状腺功能基本恢复正常,T_3抑制试验和TRH兴奋试验恢复正常,TSH受体抗体由阳性转为阴性。抗甲状腺药物的停药要非常谨慎,有时在停药前还要把维持期的量再减半服用数月。

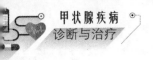

影响甲状腺功能亢进症复发的因素有哪些

影响甲状腺功能亢进症复发的因素有很多,包括抗甲状腺药物的剂量和疗程,临床症状的轻重,甲状腺肿大的程度,治疗前后血清甲状腺激素和 TSH 的水平,HLA 的类型等。

抗甲状腺药物治疗后会发生甲状腺功能减退症吗

抗甲状腺药物治疗与放射性碘和手术治疗相比,发生甲状腺功能减退症的可能性要低得多,药物治疗本身很少造成永久性甲状腺功能减退症。

药物治疗初步见效后可以停药吗

甲状腺功能亢进症 Graves 病患者治疗后甲状腺激素水平已经恢复到正常,症状也明显缓解,但切记不能马上停药,还要经过减量阶段、维持阶段才能考虑停药。抗甲状腺药物必须慢慢减量,减药不宜过快,并要定期监测患者的甲状腺激素水平,减量的幅度和速度应视每个患者的具体情况而定,要保持病情的稳定,待症状完全消失后才能过渡到维持阶段。维持阶段也要持续 1~2 年的时间。因此，甲状腺功能亢进症患者在甲状腺激素水平恢复正常后不能马上停药，否则甲状腺功能亢进症的治疗就会前功尽弃，甲状腺功能亢进症治疗中规则服药是非常重要和关键的。

药物治疗后哪些患者有望获得长期缓解

符合以下情况的患者有望获得长期缓解：①控制病情所需的抗甲状腺药物剂量不大；②甲状腺可以恢复正常大小，杂音消失；③突眼明显缓解；④血清促甲状腺激素（TSH）受体抗体转阴或明显下降；⑤T_3抑制试验和促甲状腺激素释放激素（TRH）兴奋试验恢复正常。

其他治疗甲状腺功能亢进症的药物还有哪些

还有碘剂、锂剂和糖皮质激素。大剂量的碘是非常有效的抗甲状腺药物，碘剂可以抑制已合成的甲状腺激素的释放，还可以抑制甲状腺激素的合成，但是这种作用是短暂的，最终服用碘剂会加重甲状腺功能亢进症的症状。所以通常应用于甲状腺危象或甲状腺功能亢进症手术前的准备，因为碘剂可以使得甲状腺腺体变小变硬，有利于减少手术过程中的出血量。锂剂可以抑制甲状腺激素的释放，抑制 T_4 转化为 T_3，但是锂剂在临床上并不是常规的抗甲状腺药物。糖皮质激素用于治疗甲状腺功能

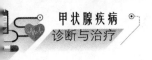

亢进症突眼和甲状腺危象。

哪些甲状腺功能亢进症患者可以应用锂剂

锂剂与其他抗甲状腺药物相比并无优点,而且有许多不良反应,临床上并不作为常规的抗甲状腺药物应用,也极少单独用于治疗甲状腺功能亢进症。一般锂剂仅限于甲状腺功能亢进症患者对其他抗甲状腺药物耐药或过敏,以及伴有躁狂症的甲状腺功能亢进症患者。此外,锂剂合并碘-131治疗,可以提高碘-131的疗效。

哪些甲状腺功能亢进症患者可以用碘剂治疗

大剂量的碘剂是非常有效的抗甲状腺药物,可以抑制甲状腺激素的释放,减少甲状腺的血流量,但是碘剂是甲状腺激素的生产原料,长期使用会加重甲状腺功能亢进症,因此不能长期应用,也不宜单独应用,目前一般用于甲状腺危象和甲状腺功能亢进症手术治疗前的准备。

哪些甲状腺功能亢进症患者可以用糖皮质激素治疗

糖皮质激素治疗并不作为常规的抗甲状腺药物应用,目前主要用于甲状腺危象和甲状腺功能亢进症Graves病恶性突眼的治疗,而且疗程都较短。

什么是放射性碘治疗

因为甲状腺具有浓聚碘的功能,人体对放射性碘-131的反应与碘相似,所以甲状腺功能亢进症患者口服一定量的碘-131,大部分碘-131就会浓聚在甲状腺内,碘-131衰变时会释放出β和γ线,破坏甲状腺腺泡的滤泡上皮细胞,从而起到治疗甲状腺功能亢进症的作用。β线占总射线量的99%,由于β线在组织内射程不超过2 mm,而且碘-131在甲状腺内分布均匀,滤泡上皮细胞可均匀一致地受到照射而破坏。

碘-131治疗的适应证是什么

碘-131治疗甲状腺功能亢进症是同位素治疗中非常成熟、应用广泛的治疗方法,在欧美国家应用广泛,只要没有碘-131治疗的禁忌证,不论年龄大小均可选择放射性碘治疗。近年来,国内的适应证也逐步放宽,对年龄要求降低,适应证包括有弥漫性甲状腺肿大伴病情中度的甲状腺功能亢进症患者;手术治疗后甲状腺功能亢进症复发或存在手术禁忌证或不愿手术的患者;不适宜应用抗甲状腺药物,抗甲状腺药物治疗无效或停药后复发

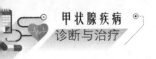

者;自主性高功能甲状腺腺瘤;甲状腺功能亢进症伴恶性突眼者。

碘-131 治疗的禁忌证是什么

放射性碘治疗的禁忌证包括:妊娠及哺乳期妇女;患者确诊或者临床怀疑甲状腺癌(此时应首先考虑手术治疗);不能遵循放射性治疗安全指导;有严重或活动性心、肝、肾疾病或活动性肺结核病患者;重度甲状腺功能亢进症或甲状腺过大有压迫者;重度浸润性突眼者;甲状腺危象;甲状腺不能摄碘者;甲状腺功能亢进症伴急性心肌梗死者;未来 6 个月内计划妊娠的女性。

放射性碘治疗对人体是否安全

因为甲状腺的特性,大部分碘-131 就会浓聚在甲状腺内,放射性碘-131 衰变时会释放出 β 和 γ 线,β 线在组织内射程不超过 2 mm,同时放射性碘-131 在甲状腺以外的组织中分布极少,所以对其他组织器官产生的辐射量极低,对人体是安全的。

碘-131 治疗后多久起效

碘-131 治疗 3～4 周后会出现明显疗效,甲状腺功能亢进症症状得到控制,肿大的甲状腺也会缩小,3～6个月后患者的甲状腺功能可逐渐恢复正常。

碘-131治疗甲状腺功能亢进症需要打针吗

碘-131治疗甲状腺功能亢进症不需要打针,是通过口服的方式给药的。口服碘-131后,人体会把碘-131聚集于甲状腺,通过它放出的射线在局部发挥作用。

碘-131治疗的剂量是怎么决定的

剂量的决定比较复杂,是由放射医学专业的医师根据患者病情的轻重、甲状腺的大小和摄碘率、碘-131的半衰期、患者的年龄等多种因素来综合决定的。具体如下①临床症状的严重程度;②甲状腺摄碘率和碘-131的半衰期:一般甲状腺的摄碘率低及半衰期短的患者,可以适当增加治疗剂量;③年龄:患者年龄大,对碘-131的敏感性差,可以增加剂量,患者年龄小,敏感性较高,剂量可降低;④甲状腺有无结节:结节性甲状腺肿的甲状腺功能亢进症患者,因为对碘-131的敏感性较差,治疗剂量比甲状腺功能亢进症 Graves 病的患者要大;⑤个体的差异:个体对碘-131的敏感性差异很大,有的患者较低剂量时就可能产生甲状腺功能减退症,而有的患者给予很高的剂量,仍不能控制甲状

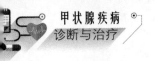
腺功能亢进症,所以必须要考虑个体的差异;⑥抗甲状腺药物的
剂量:曾用过抗甲状腺药物的甲状腺功能亢进症患者,因为药物
会降低甲状腺对碘-131敏感性,因此治疗剂量可以略微增加;
⑦甲状腺的大小:甲状腺越大,碘-131的治疗剂量就越大。

放射性碘治疗的疗程是怎样的

通常在经过放射科医师的综合评估后,给予患者口服放射
性碘,分1～2次口服,这就是一个疗程,一般经过一次治疗后甲
状腺功能亢进症就可以得到缓解。如果没有缓解,6个月后可以
第二次治疗,同样也需要根据当时患者的情况、甲状腺的大小和
甲状腺摄碘率来计算剂量。

放射性碘治疗前有哪些注意事项

(1) 放射性碘治疗前2～4周避免进食含碘的食物或药物,
指导患者低碘饮食至少1～2周。

(2) 服用放射性碘时要空腹,以避免影响碘-131的吸收。

(3) 如果甲状腺功能亢进症症状较重,需要在放射性碘治疗
前服用一段时间的抗甲状腺药物以控制症状,停药2周后再给予
放射性碘治疗。

(4) 碘-131治疗前要检查肝功能、血常规、心电图,如果有严

重的基础疾病,在碘-131 治疗前要规范治疗,使得基础疾病相对稳定。

(5) 育龄妇女要排除妊娠可能。

(6) 甲状腺功能亢进症患者要了解碘-131 治疗前后的一些注意事项、治疗起效时间,以及治疗过程中可能发生的问题。

放射性碘治疗后有哪些注意事项

(1) 服药 2 小时后再进食,放射性碘治疗后要进食高热量富含蛋白质和维生素的食物,多喝水补充出汗丢失的水分,但不要饮用浓茶、咖啡。

(2) 注意不要按压甲状腺部位。

(3) 治疗后的几天要以休息为主,避免剧烈活动。

(4) 避免情绪的剧烈波动。

(5) 预防感染发生。

(6) 服碘-131 后 2 周内不要服用碘剂、抗甲状腺药物,以免影响碘-131 的吸收而使得治疗效果下降,但是如果治疗后病情严重,可以在医师的指导下服用抗甲状腺的药物。

(7) 患者服碘-131 后 1～2 天内的小便应该用水稀释,然后排入下水道或者在专用厕所内统一处理。

(8) 碘-131 治疗后 1 周内避免与周围人亲密接触,患者单独睡一张床,不要与其他人共用餐具和饮水杯。

(9) 如果家中有孕妇和儿童要注意隔离。

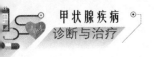

(10) 女性患者在治疗后 6 个月才可以考虑妊娠。

(11) 治疗后注意体温变化。

(12) 注意要随访甲状腺激素水平的改变。

放射性碘治疗可能会有哪些不良反应

不良反应可以分为早期毒性反应和晚期并发症 2 种,早期毒性反应一般发生于 2 周内,晚期毒性反应指 2 周后出现的并发症。早期毒性反应有甲状腺功能亢进症病情加重、甲状腺危象、放射性甲状腺炎等。晚期并发症主要指甲状腺功能减退症。

为什么在碘-131 治疗后有的患者甲状腺功能亢进症症状会加重

因为放射性碘治疗后,甲状腺滤泡上皮细胞破坏,已经合成的甲状腺素会释放入血,血液循环中的甲状腺激素水平升高,因此有的患者甲状腺功能亢进症症状会加重。

碘-131 治疗后甲状腺功能亢进症症状加重怎么办

如果出现甲状腺功能亢进症症状加重,应该避免情绪波动和预防感染发生,千万不要挤压甲状腺。一般服用碘-131治疗后2周内不要应用抗甲状腺药物,以免降低治疗效果,但必要时也可以在3天后应用抗甲状腺药物治疗。如果发生甲状腺危象,就应该积极进行抢救,否则会危及生命。碘-131治疗后发生甲状腺危象的情况主要见于重症甲状腺功能亢进症,放射性碘治疗前没有接受口服抗甲状腺药物治疗或治疗尚未较充分地缓解病情。因此,对于甲状腺功能亢进症症状重的患者,应该先用药物治疗,待症状控制后,停药至少2周后再予放射性碘治疗。

碘-131治疗后的放射性甲状腺炎有什么表现

放射性甲状腺炎比较少见,表现为甲状腺局部皮肤发红、疼痛、压迫感,不能触碰,疼痛还可以向耳朵和下颌部位放射,一般几天后症状就可以减轻,不需要特殊处理。

碘-131治疗后为什么会出现甲状腺功能减退

因为甲状腺经过碘-131治疗后,其所能分泌的甲状腺激素不足以维持人体的正常生理需求,此时就会出现甲状腺功能减退,这可以通过外源性补充甲状腺激素制剂来治疗。

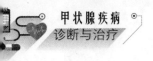

碘-131 治疗甲状腺功能亢进症的疗效如何

碘-131 治疗甲状腺功能亢进症的疗效是非常肯定的,一般 3～4 周后出现明显疗效,3～6 个月后绝大多数患者的甲状腺功能都能恢复正常。大部分患者一次给药就能使得甲状腺功能亢进症得到控制,只有约 1/3 的患者需要二次给药。

什么是甲状腺功能亢进症的手术治疗

甲状腺功能亢进症的手术治疗是指将肿大的甲状腺切除一部分,从而减少甲状腺激素的分泌,最常见的手术方式是甲状腺次全切除术。

甲状腺功能亢进症的基本手术方式有哪几种

甲状腺功能亢进症的基本手术方式主要有以下 3 种:①甲状腺次全切除术;②一侧腺体全切、对侧腺体部分切除术;③甲状腺全切除术。

甲状腺功能亢进症手术治疗的适应证有哪些

甲状腺功能亢进症手术治疗的指征包括：①继发性甲状腺功能亢进症或高功能腺瘤；②中度以上的原发性甲状腺功能亢进症；③腺体较大，伴有压迫症状，或胸骨后甲状腺肿等；④药物治疗或碘-131 治疗后复发；⑤妊娠中期的甲状腺功能亢进症患者如果有上述指征，也可考虑手术治疗；⑥甲状腺肿疑有恶变者，如腺体内出现结节或迅速增大、颈部有淋巴结肿大、声音出现嘶哑及甲状腺疼痛；⑦不适合口服或碘-131 治疗的。

甲状腺功能亢进症手术治疗的禁忌证有哪些

甲状腺功能亢进症手术治疗的禁忌证包括：①儿童及青少年；②临床症状较轻且甲状腺肿大不明显者；③合并其他严重的心、肝、肾疾病不能耐受手术者；④60 岁以上的老年甲状腺功能亢进症患者；⑤甲状腺功能亢进症手术后复发者，因为再次手术时可能会由于粘连较重而出现较多并发症；⑥合并有恶性突眼者；⑦妊娠前 3 个月和后 3 个月者；⑧甲状腺抗体滴度较高，细胞学检查有明显的淋巴细胞浸润的甲状腺功能亢进症患者，因为术后发生甲状腺功能减退症的可能性高，所以需要慎重。

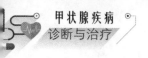
甲状腺功能亢进症手术治疗有哪些优缺点

甲状腺功能亢进症手术治疗的治愈率高,复发率低,术后甲状腺功能减退症的发生率较放射性碘治疗要低。但手术治疗毕竟是有创的,可能出现麻醉意外、出血、感染、损伤神经组织等风险。

甲状腺功能亢进症手术时采用哪种麻醉方式更好

甲状腺功能亢进症患者做甲状腺手术可以采用颈丛阻滞麻醉、局部麻醉、气管内插管全身麻醉,此外还有中医针刺麻醉。常用的是颈丛阻滞麻醉和气管内插管全身麻醉。颈丛阻滞麻醉和局部麻醉既能达到镇痛要求,患者的神志在手术过程中又能保持清醒,手术过程中可以让患者发音,以判断是否有神经的损伤,但是甲状腺手术时患者的颈部处于过伸的状态,患者通常自觉不适,有的患者觉得难以耐受,因此不适用于精神非常紧张的患者。气管插管全身麻醉的手术过程中患者没有知觉,可以减少患者的痛苦,同时可以保证手术过程中呼吸的通畅,手术的安全性得到保证,也可以减少手术的并发症,但是费用比较高。要注意的是,对于那些气管严重受压、甲状腺腺瘤发展到胸骨后的患者就必须采用气管内插管全身麻醉了。

甲状腺功能亢进症手术治疗前需要做哪些准备

患者在做手术前要保持情绪的平稳,以放松的心态来迎接手术。手术前要加强营养,多吃一些糖类(碳水化合物)和蛋白质,补充足量维生素,消除潜在的感染灶。手术前,医师会用抗甲状腺药物和碘剂来控制甲状腺功能亢进症的症状,并减少甲状腺的充血。

甲状腺功能亢进症手术治疗前为什么需要用碘剂

甲状腺功能亢进症手术治疗前应用碘剂可以避免手术后发生甲状腺危象,提高手术的安全性。碘剂可以抑制甲状腺激素的释放,减少甲状腺充血,使得甲状腺变小变硬以利于手术。需要注意的是,不准备手术的甲状腺功能亢进症患者不需要服用碘剂。

妊娠妇女甲状腺功能亢进症手术前准备
与一般患者有何不同

妊娠妇女甲状腺功能亢进症手术治疗前一般需采用抗甲状腺药物和碘剂使得病情得到控制后才能手术,但是碘剂可能通

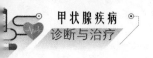

过胎盘到达胎儿的甲状腺,因此用药时间不宜过长,剂量也不宜过大。选择抗甲状腺药物要选用很少通过胎盘的丙硫氧嘧啶。妊娠前3个月和后3个月的孕妇是不宜手术的。

临床上常用的碘剂是什么

临床应用的碘剂有2种:即复方碘溶液和碘化钾溶液,为了避免碘剂对口腔黏膜和胃黏膜的刺激,可以将碘剂滴到饼干上服用,或者用水稀释后在饭后服用。

甲状腺功能亢进症手术后会有哪些并发症

甲状腺功能亢进症手术后的并发症包括出血、呼吸道堵塞、喉上神经和喉返神经受损,患者可能出现出血、呼吸不畅、声音嘶哑等情况。

甲状腺功能亢进症术后护理要注意哪些

甲状腺功能亢进症手术在颈部,而颈部组织之间的空间很少,即使是非常少量的出血也可能会压迫气管导致窒息,严重威胁患者的生命,所以要非常重视手术以后的观察和护理,同时对于可能发生的危急情况要做好急救的准备。例如,患者可采取半卧位,以利于呼吸和积血的引流;帮助患者及时排出痰液,保持呼吸道通畅;术后患者的床旁准备好气管切开包等。思想上一定要重视甲状腺手术,要仔细观察患者的呼吸、血压、心跳的情况。

甲状腺功能亢进症手术后的患者颈部
为什么要放置一根细管子

甲状腺功能亢进症患者手术后颈部放置的这根管子叫作引流管,主要的目的是引流手术后切口内的积血,并起到观察出血量的作用,目前在甲状腺功能亢进症手术后是比较常规的做法。在引流管的末端接负压吸引器,这样可以减少颈部积血压迫气管的危险,待引流管出来的血量逐渐减少,颜色变浅时,就可以考虑拔除引流管了。

颈部放置了引流管是否就不用担心
手术后出血压迫气管了

不是。即使甲状腺手术后局部放置了引流管,也要密切观察患者的呼吸情况。首先,因为颈部的空间十分有限,如果出血量大,根本来不及引流;其次,引流管可能被堵住或者受压导致

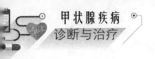

引流不畅。所以如果引流管内没有液体或引流出来的液体量和颜色均正常，也不能放松警惕，要注意观察颈部有无肿胀，以及患者有无不适的感觉，呼吸频率是否加快等。

正常情况下，甲状腺手术后 2 小时内引流出来的血量应不超过 20～30 ml，以后引流量逐渐减少。一般术后 24 小时渗液颜色变浅，同时患者没有颈前区的压迫感，呼吸平稳，情况良好。

甲状腺手术后出血有哪些先兆

如果在早期，患者可能没有特殊感觉，也可能有颈部压迫感。检查时可发现颈部肿胀，患者可有呼吸频率的增加，以及轻度的烦躁不安，引流管内的液体量增多，色泽加深，颈部皮下可能有瘀斑。

甲状腺手术后出血量大该如何处理

首先对患者的出血要严密观察，患者床旁常备气管切开包、粗针头等，手术后嘱咐患者不要剧烈咳嗽、屏气、呕吐。如果时间允许，患者大量出血应该立即送手术室，敞开手术切口，清除血肿，然后找到出血原因，彻底止血，必要时考虑做气管切开。如果患者已经有极度呼吸困难，则立即在床旁开始抢救。如果发现、抢救及时，患者会恢复很好，但是如果没有及时发现，未实施及时的抢救，患者就会有生命危险。

甲状腺功能亢进症手术后要注意哪些情况

甲状腺功能亢进症手术后,如果患者或家属发现伤口敷料渗血较多,应该马上通知医师。另外要注意有没有血流到颈部两侧及背后。一般手术后 2 小时伤口处引流的血量不超过 20～30 ml,以后逐渐减少,颜色变浅。如果患者出现颈部迅速增粗,呼吸不畅,要立即告知医师。同时,注意患者的发音情况,有没有声音嘶哑、失语。注意患者呼吸频率,观察有无胸闷、通气不畅等。

甲状腺功能亢进症手术后为什么 有的患者会出现声音嘶哑

可能是因为手术中喉上神经、喉返神经受到损伤所致。如果是因为手术中牵拉了神经或血肿压迫引起,声音嘶哑多能恢复;如果因为神经被切断、缝扎所致,发音嘶哑就很难恢复了。

为什么有的患者手术后会出现手足抽搐

这可能是因为手术中甲状旁腺受到损害导致甲状旁腺激素分泌不足,进而影响到钙、磷代谢,出现血液中钙含量降低,从而

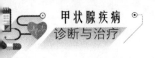

出现手足抽搐。

为什么甲状腺手术可能会损伤甲状旁腺

因为甲状旁腺紧贴在甲状腺的背侧,甲状腺功能亢进症手术时可能会切除甲状旁腺,或者使得甲状旁腺的血供受损,使得残存的甲状旁腺不足以分泌足量的甲状旁腺激素,从而造成甲状旁腺功能减退,血钙降低。

手术后出现哪些情况就提示可能出现了甲状旁腺功能减退

甲状腺功能亢进症患者手术后数天内出现四肢刺痛,手指、足趾及口唇麻木感,手足抽搐,严重时手会呈"鹰爪样",都提示可能有甲状旁腺损伤所致的低钙。

为什么有的患者术后会出现甲状腺功能减退

部分甲状腺功能亢进症的患者手术后会出现甲状腺功能减退,这是因为可能手术后残留的甲状腺过少或局部的血液供应不足,使得甲状腺分泌的甲状腺激素不足以满足人体的需要,使得人体出现甲状腺功能减退，当然也可能是因为自身免疫功能紊乱。如果出现甲状腺功能减退，可用口服甲状腺片或左甲状腺素片来替代治疗。

甲状腺功能亢进症经过手术治疗后还会复发吗

因为甲状腺功能亢进症手术治疗仅仅是用切除甲状腺组织的办法来减少甲状腺激素的分泌，并没有针对甲状腺功能亢进症的病因进行治疗，所以甲状腺功能亢进症手术后可能有一小部分患者会复发。甲状腺功能亢进症复发多见于年轻女性患者，复发时间多见于手术后数年之内。

甲状腺功能亢进症手术治疗后复发该如何治疗

甲状腺功能亢进症手术治疗后复发就不宜再次手术了，因为手术部位有粘连，解剖结构不清晰，手术难度很大，所以一般给予口服抗甲状腺药物或放射性碘治疗更为妥当。

甲状腺功能亢进症的 3 种治疗方式各有哪些优缺点

甲状腺功能亢进症的 3 种治疗方式即抗甲状腺药物、放射性

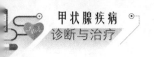
碘治疗和手术治疗各有优缺点,抗甲状腺药物相比其他两种治疗方法而言,治愈率较低而复发率较高,但引起甲状腺功能减退症的可能性较小,对于妊娠甲状腺功能亢进症而言是常用的治疗方法。放射性碘治疗的疗效明确,但改善甲状腺功能亢进症症状需要一定时间,因为放射性碘治疗对于已经合成的甲状腺激素没有作用,甲状腺功能减退症的发生概率高于口服药物,与手术治疗相近,但是引起的不良反应较少,一般不会引起白细胞降低和肝功能损害,但孕妇禁用放射性碘治疗。甲状腺功能亢进症手术治疗的疗效明确,但可能有术后并发症,对于孕妇而言,手术只能妊娠中期进行。总之,3 种治疗方式各有优缺点,需要结合患者的具体情况,当地的医疗条件,患者对疾病的认识和意愿等各方面因素来综合考虑,最后在与患者充分沟通的情况下做出决定。

中医如何治疗甲状腺功能亢进症

甲状腺功能亢进症在中医学中属于"瘿病"范畴,中医治疗瘿病有着悠久的历史,瘿病可有肝郁痰结、肝火旺盛、阴虚火旺、气阴两虚、胃火炽盛等不同的证型,需要辨证施治。如对肝郁痰结证可用柴胡疏肝散。此外,中医治疗对于抗甲状腺药物的不良反应也有改善作用,中医治疗还可以配合放射性碘治疗。甲状腺功能亢进症中医治疗的方剂中,有些针对甲状腺功能亢进症的症状,以化痰软坚开郁为主,如用海藻玉壶汤加减;有些以泻火平肝,养心益肝为主。但要注意的是中药方剂中常有海藻、昆布、牡蛎、夏枯草等中药,其含碘较多,治疗初期对缓解甲状腺功能亢进症症状有效,但随之而来的是大多数患者病情反跳。这是因为初期碘剂可以抑制甲状腺激素的合成和释放,后期抑制作用消失,反而作为甲状腺激素的原料使得甲状腺素的合成增加。目前许多中医采用不含碘的中草药,作为甲状腺功能亢进症的辅助治疗。

甲状腺危象应该如何治疗

　　甲状腺危象要进行积极治疗,一旦做出临床诊断,不需要等待血液检查的结果就可以立即开始治疗。首先要降低血液循环中甲状腺激素的水平,应用丙硫氧嘧啶(PTU)可以减少 T_4 向活性更强的 T_3 转化。应用碘剂抑制甲状腺激素的释放,必要时可以通过血浆置换或血液透析去除过多的游离甲状腺激素。其次,要降低组织脏器对甲状腺激素的反应,β受体阻滞剂能够对抗儿茶酚胺的作用,也能减少 T_4 向 T_3 转化,可以补充肾上腺皮质激素以提高机体的应激能力,同时肾上腺皮质激素也能减少 T_4 向 T_3 转化。同时,要帮助患者退热,但要注意,阿司匹林这类退热药不能应用,必要时可以给患者镇静剂,并给予充分的水、维生素,补充葡萄糖、蛋白质等能量。

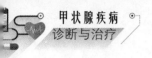

为什么在出现甲状腺危象时
抗甲状腺药物首选丙硫氧嘧啶

治疗甲状腺危象就需要降低循环中甲状腺激素的水平,因此就要减少甲状腺激素的产生,而丙硫氧嘧啶与其他抗甲状腺药物相比,不仅可以抑制甲状腺激素的合成,而且可以抑制 T_4 转化为活性更高的 T_3,它的这一优势决定了出现甲状腺危象时抗甲状腺药物首选丙硫氧嘧啶。

甲状腺危象时为什么要用碘剂

甲状腺危象时需要迅速抑制已经合成的甲状腺激素释放入血,这对于甲状腺危象的治疗而言非常重要,因为抗甲状腺药物是不能阻滞已经合成的甲状腺激素释放入血的,而碘剂可以迅速抑制甲状腺激素的释放。病情好转后逐渐将碘剂减量,一般在数天内停用碘剂。

甲状腺功能亢进症性心脏病应该如何治疗

甲状腺功能亢进症性心脏病主要应该针对甲状腺功能亢进

症进行治疗,同时对心脏的不适作对症处理。甲状腺功能亢进症首先可以选择药物、放射性碘治疗,在充分做好术前准备的情况下,也可以进行手术治疗,但这要根据心脏的功能情况而定。如果有心律失常,可以用抗心律失常的药物;如果有心力衰竭,可予强心、利尿等治疗。

甲状腺功能亢进症引起的肝功能损害应该如何治疗

其治疗原则以控制甲状腺功能亢进症为主,同时进行保肝治疗。这时抗甲状腺药物的剂量要酌情减少,最好选择放射性碘或手术治疗。甲状腺功能亢进症患者在诊断时就应该检查肝功能情况,用药后也应该定期随访肝功能。

甲状腺功能亢进症周期性麻痹应该如何治疗

应该立即口服或静脉补钾,通常 1～5 小时后症状会缓解。要注意的是,甲状腺功能亢进症周期性麻痹最根本的治疗措施是针对甲状腺功能亢进症的有效治疗。抗甲状腺药物、放射性碘治疗、手术治疗均可以选择,只有甲状腺功能亢进症得到缓解,才可能避免周期性麻痹的发生。

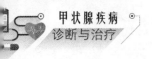

慢性甲状腺功能亢进症性肌病应该如何治疗

主要是针对甲状腺功能亢进症病因的治疗,只要甲状腺功能亢进症得到有效控制,肌病就会好转,一般不需要特殊处理。

甲状腺相关性眼病应该如何治疗

如果有甲状腺功能异常,就要立即进行治疗使其维持在正常水平。如果在急性期,眼胀、充血、水肿明显可以口服利尿剂来减轻水肿,夜间休息时头部抬高。眼球局部注意避光、休息,应用抗生素眼膏进行保护。可以应用糖皮质激素、免疫抑制剂、奥曲肽等进行免疫调节。对于进行性发展的严重浸润性突眼患者,如果糖皮质激素治疗失败,还可以考虑放射治疗或手术减压治疗等。

甲状腺功能亢进症相关性眼病可以治愈吗

甲状腺功能亢进症相关性眼病目前尚无满意的治疗方法,一部分眼病可以自行缓解。在甲状腺功能亢进症得到控制后,非浸润性突眼的症状可以缓解;而对浸润性突眼,要进行合理的治疗,防止发生失明等严重并发症。在选择甲状腺功能亢进症的治疗方案时,要考虑到对甲状腺功能亢进症相关性眼病的可能影响,防止突眼加重。

甲状腺功能亢进症相关性眼病患者在日常生活中要注意哪些方面

甲状腺功能亢进症相关性眼病的患者可以佩戴茶色眼镜,避免强光刺激,不要去灰尘多的场所,可以滴一些人工泪液防止眼球局部干燥。如果眼睑不能闭合,在睡眠时要涂眼膏保护角膜,平卧时将头部抬高。平时尽量减少用眼时间,避免长时间阅读、注视屏幕,也不要因为眼部不适而用手揉眼。平时保持情绪稳定,遵从医师的要求规范治疗甲状腺功能亢进症。

患有甲状腺功能亢进症的年轻女性何时怀孕最为恰当

已经患有甲状腺功能亢进症的年轻女性最好在甲状腺功能控制至正常后再考虑怀孕,经过放射性碘-131 治疗的患者至少需要 6 个月后再考虑怀孕事宜。如果患者甲状腺功能亢进症没有控制,建议不要怀孕,如果患者正在接受抗甲状腺药物治疗,血清总 T_3 或者游离 T_3,总 T_4 或游离 T_4 达到正常范围,停抗甲

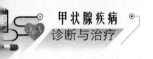
状腺药物或者应用抗甲状腺药物的最小剂量,可以怀孕。如果
患者在妊娠期间发现甲状腺功能亢进症,医师必须告知患者妊
娠和胎儿存在的风险,如患者选择继续妊娠,则首选抗甲状腺药
物治疗,或者在妊娠 4～6 个月期间手术治疗。妊娠期间应监测
胎儿发育,有效地控制甲状腺功能亢进症症状可以明显降低妊
娠的不良结局。

妊娠期甲状腺功能亢进症应该如何治疗

常用的抗甲状腺药物有两种:丙硫氧嘧啶和甲巯咪唑。甲
巯咪唑有可能致胎儿发育畸形,所以计划怀孕前建议停用甲巯
咪唑,改用丙硫氧嘧啶,妊娠 T_1 期过后,再改用甲巯咪唑,以避
免丙硫氧嘧啶的肝脏毒性发生。抗甲状腺药物的起始剂量取决
于症状的严重程度和血清甲状腺激素的水平,一般来说,起始剂
量如下:甲巯咪唑每日 5～15 mg,丙硫氧嘧啶每日 50～300 mg,
每日分次服用。在两种药物换药期间,要注意监测血常规、肝功
能和甲状腺激素水平,严密注意有无药物不良反应发生。β受体
阻滞剂普萘洛尔对控制甲状腺功能亢进症的高代谢症状有帮
助,但是应用 β 受体阻滞剂长期治疗可能与胎儿心动过缓、低
血糖和子宫内生长限制有关,因此使用时要权衡利弊,避免长
期服用。妊娠期甲状腺功能亢进症禁用放射性碘治疗,因为放
射性碘会破坏胎儿的甲状腺。妊娠中期也可以采用手术治疗,
但绝非首选。

妊娠期甲状腺功能亢进症的治疗有哪些特点

第一，妊娠伴甲状腺功能亢进症时一般不需要做人工流产，而以抗甲状腺药物治疗，但是不可将血清总 T_4 控制在非妊娠时的正常水平，而应该调节 FT_4 在正常高水平。第二，抗甲状腺药物可以通过胎盘，从而抑制胎儿合成甲状腺激素，可能引起胎儿甲状腺功能的减退，因此应该采用最小的有效剂量，而丙硫氧嘧啶通过胎盘最少，因此是治疗妊娠 T_1 期甲状腺功能亢进症的首选，但妊娠 T_1 期过后，需要改用甲巯咪唑，以避免丙硫氧嘧啶的肝脏毒性发生。第三，妊娠 10 周后的胎儿甲状腺可浓集碘-131，可能引起胎儿的甲状腺肿或甲状腺功能减退症，因此同位素治疗或诊断均禁止进行。第四，普萘洛尔（心得安）可以增加子宫的收缩和延迟子宫颈扩张，长期治疗可能与胎儿心动过缓、低血糖和子宫内生长限制有关，在妊娠甲状腺功能亢进症时慎用。第五，妊娠期一般不宜做甲状腺次全切除术，如果必须手术则在妊娠中期进行。

妊娠期甲状腺功能亢进症的控制目标是什么

因为抗甲状腺药物可以通过胎盘屏障，为了避免对胎儿的不良影响，所以要使用最小剂量的药物来实现目标控制，也就是

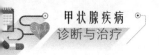
说孕妇的 FT_4 值接近或者轻度高于正常参考值的上限。治疗起始阶段每 2～4 周监测一次 TSH 和 FT_4,达到目标值后每 4～6 周监测一次。孕妇血清 FT_4 是甲亢控制的主要监测指标。

妊娠期间是否可用手术疗法治疗甲状腺功能亢进症

妊娠期间原则上不采用手术疗法治疗甲状腺功能亢进症,如果确实需要,例如患者对抗甲状腺药物过敏,或者需要大剂量的抗甲状腺药物才能控制甲状腺功能亢进症等,则在妊娠中期进行手术。一般需要进行心得安和短期的碘化钾溶液进行术前准备。

甲状腺功能亢进症的母亲可以喂奶吗

近年的研究表明,哺乳期应用抗甲状腺药物对婴儿是安全的,每天使用丙硫氧嘧啶 150 mg 或者甲巯咪唑 10 mg 对婴儿脑发育没有明显影响,但是需要监测婴儿的甲状腺功能。哺乳期间用抗甲状腺药物治疗的妈妈,其婴儿没有发现有白细胞减少或者肝脏功能损伤等不良反应。喂奶的妈妈应该在哺乳结束后服用抗甲状腺药物,之后需要间隔 3～4 小时再进行下一次的喂奶。甲巯咪唑在乳汁中的排泌量是丙硫氧嘧啶的 7 倍,所以哺乳期间治疗甲状腺功能亢进症,丙硫氧嘧啶可能更加合适。

亚临床甲状腺功能亢进症需要治疗吗 ⊂⊃—

亚临床甲状腺功能亢进症通常没有甲状腺功能亢进症症状,血中 FT_3、FT_4 正常,TSH 降低。亚临床甲状腺功能亢进症的治疗没有统一的标准,需要遵循个体化的原则。如果亚临床甲状腺功能亢进症是因为外源性甲状腺激素替代过量引起,那么就要减少外源性甲状腺激素的量;如果是由于自主性高功能腺瘤或多结节性甲状腺肿引起,那么就需要手术或放射性碘-131治疗;如果是甲状腺炎引起,可以进一步观察。

儿童甲状腺功能亢进症如何治疗 ⊂⊃—

儿童甲状腺功能亢进症的治疗包括药物治疗,放射性碘-131治疗和外科手术治疗,疗法的选择应该根据患儿的年龄、性别、病程长短、甲状腺功能亢进症的病因、甲状腺的大小、对药物的反应、能否坚持长期治疗等多种因素来综合决定。发病早期及病情较重时应该以休息为主,补充足够的糖类(碳水化合物)、蛋白质、维生素,避免吃含碘丰富的食物。药物治疗包括硫脲类和咪唑类的抗甲状腺药物,以及 β 受体阻滞剂等帮助减轻病情的药物。一般病程较短,甲状腺肿大不明显的患儿可以考虑口服甲状腺药物治疗。如果对药物过敏或有严重不良反应、有甲状腺

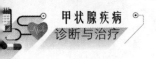

肿瘤、甲状腺肿大明显且服药后缩小不明显、药物治疗后再次复发、结节性甲状腺肿、甲状腺明显肿大出现压迫症状的患儿,可以考虑手术治疗。以往对于儿童甲状腺功能亢进症用放射性碘-131治疗有很大的争议,但是目前在欧美国家,年龄已经不是同位素治疗的限制因素了。

老年性甲状腺功能亢进症应该如何治疗

因为许多老年性甲状腺功能亢进症是多结节性甲状腺肿和高功能甲状腺腺瘤所致,因此常用放射性碘治疗。碘-131 治疗对老年人来说是比较安全、简便、有效的治疗方法,必要时还可以重复治疗。为了避免发生甲状腺危象,通常在治疗前给予患者抗甲状腺药物控制甲状腺功能亢进症,待病情比较平稳后停药 1 周,再予放射性碘-131 治疗。老年性甲状腺功能亢进症也可予抗甲状腺药物治疗,通常老年人的剂量比成人略少。手术治疗适用于大结节性甲状腺肿所引起的压迫症状及怀疑结节有癌变者,否则不宜手术治疗。

垂体性甲状腺功能亢进症如何治疗

对于垂体 TSH 瘤所致的甲状腺功能亢进症主要是行垂体瘤摘除术,还可以行垂体的放射治疗。对于非肿瘤性的垂体性甲状腺功能亢进症,可以用溴隐亭、生长抑素类似物等进行治疗。

结节性甲状腺肿所致的甲状腺功能亢进症可以用抗甲状腺药物治疗吗

与甲状腺功能亢进症 Graves 病不同,应用抗甲状腺药物治疗不能缓解结节性甲状腺肿所致的甲状腺功能亢进症,因此抗甲状腺药物只作为临时性的治疗措施,用于放射性碘-131 治疗或手术治疗前的准备,而不用于长期的治疗。

碘-131 治疗结节性甲状腺肿所致的甲状腺功能亢进症有什么不同

与甲状腺功能亢进症 Graves 病相比,结节性甲状腺肿所致的甲状腺功能亢进症需要的放射性碘剂量更大,而且通常需要多次重复放射性碘-131 治疗。这是因为该病甲状腺体积较大,对放射性碘-131 的摄取无明显增加,而且一次的放射性碘-131治疗很难使得多个结节全部被破坏。

手术治疗结节性甲状腺肿所致的甲状腺功能亢进症有什么优点

手术治疗的方式通常采用甲状腺次全切除术,对于那些不愿

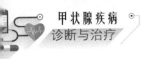

意接受放射性碘-131 治疗的患者,或者甲状腺肿大产生明显压迫症状,或者不能排除有癌变的结节,手术治疗就能够解决这些问题了。

高功能腺瘤引起的甲状腺功能亢进症可以用口服抗甲状腺药物治疗吗

高功能腺瘤引起的甲状腺功能亢进症用口服抗甲状腺药物治疗是无效的,高功能的腺瘤如果导致甲状腺功能亢进症,应选择手术治疗或放射性碘-131 治疗。

高功能腺瘤的手术治疗有哪几种方式

有 3 种可供选择的手术方式:腺瘤摘除术、腺叶次全切除术和一侧腺叶全切除术,以选择腺叶次全切除术和一侧腺叶全切除术为宜。

如何治疗亚急性甲状腺炎引起的甲状腺毒症

病情较轻的亚急性甲状腺炎不需特殊处理,适当休息并用一些解热镇痛药物如阿司匹林就可以了。如果疼痛明显而且甲状腺毒症症状也比较重,可以用泼尼松(强的松)和 β 受体阻滞剂治疗,一般不需要加用抗甲状腺药物治疗。

亚急性甲状腺炎引起的甲状腺毒症可以用抗甲状腺药物治疗吗

因为患者的甲状腺本身没有功能亢进,因此亚急性甲状腺炎引起的甲状腺毒症不宜用抗甲状腺药物治疗。

亚急性甲状腺炎引起的甲状腺毒症可以手术治疗或用碘-131 治疗吗

亚急性甲状腺炎引起的甲状腺毒症一般不宜手术治疗,因为随着病程的进展,大部分的患者甲状腺功能都会恢复正常,一部分的患者可能会发生甲状腺功能减退症,因此轻易进行手术常导致甲状腺功能减退症的发生,除非伴有甲状腺肿瘤者,才需要手术治疗。目前对于亚急性甲状腺炎已经不用碘-131 治疗。

慢性淋巴细胞性甲状腺炎引起的甲状腺功能亢进症应该如何治疗

对于轻度的甲状腺功能亢进症,一般不需要用抗甲状腺药

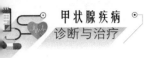

物治疗,以预防甲状腺功能减退症的发生。可以用普萘洛尔(心得安)等 β 受体阻滞剂对症处理,但是如果甲状腺功能亢进症症状重且持续时间长,也可以很谨慎地应用抗甲状腺药物及左甲状腺素钠治疗。

慢性淋巴细胞性甲状腺炎引起的
甲状腺功能亢进症可以手术治疗吗

该种情况不宜手术治疗,因为手术治疗会加重甲状腺组织的破坏,促进甲状腺功能减退症的发生,但对于有严重压迫症状或怀疑有癌肿时,则需要进行手术治疗。

甲状腺功能亢进症时体内的
营养代谢会发生哪些变化

甲状腺素主要参与机体细胞的能量代谢,甲状腺功能亢进症患者基础代谢率明显升高。大量的甲状腺素可促进氧化磷酸化,刺激细胞膜上的 Na^+,K^+-ATP 酶,后者在维持细胞内外 Na^+,K^+ 梯度的过程中,需要大量的热量,以促进钠的主动转移,从而消耗能量,使氧耗和产热增加,散热也加速,能量消耗增大。甲状腺激素增多时,会使肠蠕动增强,引起排便次数增多,甚至发生腹泻,影响营养物质的吸收。蛋白质、糖类(碳水化合物)和脂肪代谢方面,少量甲状腺激素可促进蛋白质合成,但甲状腺激素分泌过多时,蛋白质分解加速,排泄增加,呈负氮平衡。大量的甲状腺激素促进脂肪动员,加速脂肪氧化和分解,并加速胆固醇的合成,促使胆固醇转化为胆酸排出体外,增加胆固醇利用,患者的胆固醇偏低。甲状腺激素还可促进肠道对碳水化合物的吸收,使葡萄糖进入细胞内被氧化,刺激肝糖原和肌糖原分解,加速糖异生,造成糖耐量降低,容易加重或诱发糖尿病。在矿物质和维生素代谢方面,甲状腺素分泌增多,使体内的钙、磷代谢发生紊乱,钙的丢失及肠钙吸收减少,机体处于负钙平衡状态,严重者会出现骨质疏松症及骨折。大量甲状腺激素还有利尿排钾作用,可致患者低钾血症。甲状腺功能亢进症患者因高代谢消耗能量而消耗大量的酶,导致多种水溶性维生素缺乏,尤其是维生素 B、维生素 C 及维生素 A 在组织中的含量减少。

甲状腺功能亢进症患者应该如何合理安排饮食

给予甲状腺功能亢进症患者合理饮食非常重要,有助于疾病的康复。

(1) 要给予高热量、高蛋白质、高糖类(碳水化合物)的饮食,补充充足的水分,每天饮水 2 500 ml 左右。甲状腺功能亢进症时,体内能量消耗增加,故需增加每日的能量供给,才能纠正体内的能量消耗,同时甲状腺功能亢进症患者出汗多,而且可能有腹泻,水分丢失多。热量需要一般较正常人增加 50%～70%,每

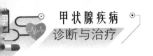

日热量供给 3 000～3 500 kcal(12 540～14 630 kJ)为宜。过多甲状腺激素能加速蛋白质分解,引起负氮平衡,故应增加蛋白质摄入,每日每千克体重供应蛋白质 1.5～2.0 g。适当选用蛋类、肉类、淡水鱼类和豆类等食物,但不宜多给动物性蛋白质,动物蛋白质供给量应占蛋白质总量的 33％左右。碳水化合物有节约蛋白质的作用,若供给充足,可使蛋白质发挥其特有的生理功能。因此,应适当增加碳水化合物供给量,通常占总热量的 60％～70％。可选用馒头、面包、土豆、南瓜等淀粉类食物,如果有血糖增高的现象,则需控制精制糖(如蜂蜜、白糖等)的用量。摄入适量的脂类应含不饱和脂肪酸较多的油类如大豆色拉油、葵花籽油、花生油等,少食动物性脂肪。

(2) 要补充丰富的维生素和矿物质。应选用富含维生素 A、维生素 C 和 B 族维生素的食物,如胡萝卜、绿色蔬菜和水果等。由于钙、磷转运加速,为防止骨质疏松和病理性骨折,特别对症状长期不能控制者或腹泻患者,可以选用富含钙、磷的食物,如牛奶、坚果等。对于合并低钾周期性麻痹的患者,要选用富含钾的食物,如香蕉、菠菜等。甲状腺功能亢进症时,由于肠蠕动增加,锌吸收减少,多汗也可导致锌丢失,可选用瘦牛肉、瘦猪肉、四季豆等,以补充锌。

(3) 不要摄入含碘丰富的食物或药物。碘是合成甲状腺激素的原料,高碘饮食可诱发甲状腺功能亢进症。当碘摄入过多时,加速病情进展。甲状腺功能亢进症患者控制对碘的摄入也是治疗的主要手段。正常成人体内含碘 20～50 μg,其中 50％分布在肌肉,20％分布于甲状腺,10％在皮肤,6％在骨骼中。其余存在于其他内分泌腺及中枢神经系统。血液中的碘主要为蛋白结合碘,含量为 $40\sim80$ $\mu g/L$。中国营养学会推荐的正常成年人每日膳食中碘的供给量为 150 μg,孕妇 175 μg,哺乳期妇女 210 μg。美国科学院提出的碘摄入安全范围为 $50\sim1\,000$ μg。碘通过许多途径进入食物链,甲状腺功能亢进症患者为防止摄入过量碘,忌食含碘高的食物,如海带、紫菜、海鱼、发菜、碘盐等。牡蛎、昆布、海藻、丹参、玄参、香附、浙贝母等中药含碘丰富,甲状腺功能亢进症患者要慎用。尤其需要注意的是,目前许多常用的保健药品如金施尔康、善存片等均还含一定量的碘剂,因此需要特别注意。

(4) 注意食物的性味功能,从中医学观点来讲,食物宜选具有滋阴功效的,少吃温热、辛辣刺激性食物。同时,中医也讲究辨证施食,对于肝胃热盛者,宜食寒凉性食品为主:粮食如小麦、小米、绿豆;肉类如猪肉、鸭肉、田鸡、淡水鱼等;蔬菜如萝卜、茄子、冬瓜、黄瓜、番茄、冬笋;水果如西瓜、甜瓜、香蕉、梨、柿、橙、柑;其他如鸡蛋、鸭蛋、牛奶、薏苡仁等。对于阴虚阳亢者,宜食平性食品为主:粮食如粳米、赤小豆、玉米、黑豆、红薯、豌豆;肉类如猪肉、鸭肉、鲤鱼、甲鱼;蔬菜如番茄、南瓜、藕、山药、豆腐、蘑菇、木耳;水果如葡萄、菠萝、无花果、大枣、桑葚;其他如鸡蛋、莲子、蜂蜜等。对于气阴两虚者,宜食温性食品为主:粮食如稻米、黄豆;肉类如牛肉、羊肉、猪肚、鸡肉、鸽肉、鳝鱼;蔬菜如胡萝卜;水果如桃、杏、李子;其他如核桃、板栗等。

(5) 应适当限制摄入含纤维多的食物,因为甲状腺功能亢进症患者常伴有排便次数增多或腹泻的症状,所以对饮食纤维多

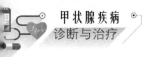
的食物应加以限制。

(6) 如果有甲状腺眼症,则要摄入低盐饮食,以每日 3～5 g 食盐为宜,这样有利于消除眼球水肿。

在食谱安排方面,制订甲状腺功能亢进症患者食谱时,应根据其年龄、体重指数及全身的营养状况,注意病情的变化,不断调整热量及其他营养素的供给量。以少食多餐为宜,除保证每日的 3 次正餐外,最好另有加餐 2～3 次,并且要注意各餐次中主食、肉类、蛋类、鱼类、蔬菜的搭配,多吃水果,不要偏食。另外,应注意须忌食咖啡、浓茶等易使人精神兴奋、失眠加重的食物,以免加重甲状腺功能亢进症患者的病情。

简单来说,可以归纳为"三高一忌一适量",即高碳水化合物、高蛋白质、高维生素饮食,忌含碘丰富的食物或药物,适量补充钙、磷等矿物质。

总之,合理的饮食营养对甲状腺功能亢进症患者的治疗是有帮助的。如果只重视药物治疗而忽视饮食营养,往往会造成病情不稳定,甚至加重病情,只有正确掌握甲状腺功能亢进症的饮食营养治疗方法,科学合理地安排饮食,才能使患者在常规用药治疗情况下,迅速有效地控制症状,稳定病情。

甲状腺功能亢进症患者饮食要忌碘,但是目前的食盐中都加碘,应该怎么处理

甲状腺功能亢进症患者的饮食要忌碘,应该食用无碘食盐,

这种食盐可到指定的供应点购买,一些医院也有无碘盐的购买点。如果实在无法购买到无碘盐,也可自行将普通的加碘食盐处理后食用。碘有升华现象,即温度在 80 ℃的时候游离碘会直接由固体变为气体挥发掉。即使盐里加了碘,也不要紧张,在炒菜和煮汤菜时,可做以下处理:在烹饪时早些放盐;把碘盐先放进锅里炒或在油锅里煎炸一下;将碘盐放在有日光直射的地方存放一段时间,这样均可以加速碘的升华,减少食盐中的含碘量。

出现哪些情况就要警惕可能得了
甲状腺功能亢进症

如果出现怕热、多汗、心慌、食欲增加、体重下降、情绪易激动,自己发现或经由其他人发现甲状腺肿大、眼球突出,就要警惕可能得了甲状腺功能亢进症,需要去医院就诊检查。

甲状腺功能亢进症与手抖有什么关系

这一学期以来,大学生小王发现自己在拿笔写字时手抖个不停,甚至吃饭拿筷子时也有手抖,经医院诊断得了甲状腺功能亢进症,甲状腺功能亢进症和手抖有什么关系吗?

许多甲状腺功能亢进症患者会有手抖的表现,因为患者体

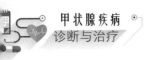

内的甲状腺激素分泌过多,引起交感神经兴奋性增强,使得患者难以自我控制,在握笔或者拿筷子时出现手抖的情况,后来,经过医师的仔细询问和检查,发现小王还有容易激动、怕热、多汗、心慌的情况,甲状腺也有Ⅱ度肿大,最后明确诊断为甲状腺功能亢进症 Graves 病,在经过规范的治疗后,小王手抖的情况再也没有出现了。因此,手抖可能是甲状腺功能亢进症患者的一种表现。

甲状腺功能亢进症与心脏病有什么关系

方老伯今年 70 岁了,近半年来频繁出现心慌,去心内科门诊检查过,发现有心动过速、心房颤动,吃了各种各样的抗心律失常药物都没有明显效果,病情反而有加重的趋势,医师给方老伯抽血检验甲状腺激素水平,结果发现有甲状腺功能亢进症。明明是心脏病,怎么变成甲状腺功能亢进症了。

老年人甲状腺功能亢进症现在越来越常见,因为老年人的机体反应性较年轻人差,所以许多老年人的甲状腺功能亢进症表现非常不典型,像方老伯就没有典型的怕热、多汗、食欲亢进和体重下降,也没有明显的甲状腺肿大、眼球突出等表现,所以非常容易漏诊、误诊,以致延误诊断。方老伯因为心慌所以去心内科门诊就诊,结果确实发现有心脏的问题,医师给予抗心律失常药物治疗后效果不佳,此时就要考虑有没有其他系统的疾病累及心脏了,经过全面的检查,医师发现方老伯的心脏不适是与甲状腺功能亢进症相关的心脏病,经过针对甲状腺功能亢进症的全面治疗后,方老伯的心慌不适完全缓解了。这样的情况在医学上就称为甲状腺功能亢进症性心脏病。需要注意的是,许多老年甲状腺功能亢进症患者并没有甲状腺功能亢进症的典型症状,而以心脏的症状为主要表现,在大量甲状腺激素的作用下,心脏的负担加重,可以出现心动过速、心房颤动、心绞痛,乃至心力衰竭,尤其是许多老年人本身有不同程度的心脏疾病,就更容易忽视甲状腺功能亢进症,从而延误了治疗。

甲状腺功能亢进症患者一般都是情绪激动、食欲亢进的,为何有些患者的症状却截然相反

赵大妈今年79岁了,最近胃口很差,体重短期内迅速下降,不愿和家人说话,反应迟钝,精神抑郁,家人一度怀疑老人得了抑郁症或者阿尔茨海默症,后来因为胸闷、气促、不能平卧去医院就诊,医师经过详细检查后诊断老人得了甲状腺功能亢进症。老人的子女很困惑,甲状腺功能亢进症的患者一般都是情绪激动、食欲亢进的,为什么赵大妈却截然相反呢?

老年人的甲状腺功能亢进症与普通甲状腺功能亢进症不一样,许多患者没有多食易饥、怕热多汗、情绪易激惹等表现,反而表现为情绪淡漠、抑郁寡言、胃口变差、嗜睡,医学上称为淡漠型甲状腺功能亢进症,许多患者会出现心脏的症状,主要表现为心脏扩大、心功能不全,因此,如果有老年患者出现赵大妈的这种

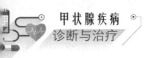
情况,就要警惕有没有甲状腺功能亢进症的可能,只要抽血检验甲状腺激素水平,就能做出初步判断了,给予甲状腺功能亢进症的对症治疗,病情可以得到很大程度的缓解。但是在实际的临床工作中,许多老年的甲状腺功能亢进症患者因为有严重消瘦,常被医师和家人怀疑是否得了肿瘤;因为有情绪抑郁、性情改变被怀疑是否得了抑郁症或老年性痴呆;因为有心慌、胸闷、气急等被当作严重的心脏病。

腹泻会与甲状腺功能亢进症有关系吗

近半年来吴老师因为腹泻、消瘦曾到不同医院的消化科就诊,胃镜、肠镜都做过了,药也吃了很多,却没有效果,最后发现患了甲状腺功能亢进症,经过甲状腺功能亢进症的规范治疗后,吴老师不再腹泻了,体重也逐渐恢复。

吴老师以消化道症状起病,甲状腺功能亢进症引起腹泻是很常见的,但是一般还会伴有怕热、多汗、心悸、眼球突出、甲状腺肿大等。有的甲状腺功能亢进症患者仅仅主诉较严重的腹泻,其他甲状腺功能亢进症的症状和体征都不明显,非常容易漏诊。患者往往在消化科频繁就诊,服了许多药物却没有效果,如果没有得到及时的治疗,甚至会出现像晚期肿瘤患者一样的极度消瘦。因为甲状腺功能亢进症的时候患者体内的甲状腺激素水平升高,在甲状腺激素和儿茶酚胺等的刺激下,迷走神经兴奋性增加,胃肠的蠕动和排空增快,消化吸收不良,患者就会表现为腹泻,但是与一般急、慢性胃肠炎引起的腹泻不同,甲状腺功能亢进症引起的腹泻不会有腹痛,不会有排便不尽感,大便常规检查没有红细胞、白细胞或者吞噬细胞。因此,如果出现不明原因的顽固性腹泻,要想到有没有甲状腺功能亢进症的可能,检验一下甲状腺激素水平就能够迅速作出诊断。经过甲状腺功能亢进症的对症治疗后,腹泻就能够得到完全的缓解。

甲状腺功能亢进症为何易与更年期综合征混淆

孙阿姨今年 53 岁了,近期月经一直不规律,人也有怕热、多汗、心悸等不适,孙阿姨一直认为自己是更年期症状,应该过一段时间就会好了,可是症状一直没有缓解。家人发现孙阿姨越来越消瘦,而且颈部逐渐增粗,连忙催促孙阿姨去医院就诊,经过系统的检查,医师告诉孙阿姨得了甲状腺功能亢进症 Graves 病。

更年期的一些症状确实与甲状腺功能亢进症相似,都会有怕热、多汗、心悸、情绪改变,因此孙阿姨误认为自己是更年期综合征,没有及时就诊,但是更年期综合征一般不会有甲状腺肿大,不会有突眼,检验甲状腺激素水平也正常,这些都与甲状腺功能亢进症是不同的。因此中老年女性如果出现类似更年期的症状,也要引起警惕不能掉以轻心,如果有所怀疑应该及时去医院就诊,以免延误病情。一些甲状腺功能亢进症患者起病的症状类似神经官能症、更年期综合征,不论是医师还是患者自己,在做出最后诊断的时候都应该仔细排除甲状腺功能亢进症。

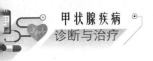
甲状腺功能亢进症也会导致四肢麻痹吗

最近半年来,小杰在疲劳后出现数次四肢麻痹不能活动的情况,家人非常着急,到各大医院的神经内科求诊,最后医师告诉小杰父母,小杰得了甲状腺功能亢进症,在甲状腺功能亢进症得到控制后,小杰再也没有发生过四肢软瘫。

甲状腺功能亢进症的患者会有一小部分发生四肢或下肢麻痹,尤其多见于年轻的男性患者,一般在吃甜食、疲劳、精神紧张后诱发,至于为什么会发生四肢麻痹,原因不是非常清楚,体内有一种重要的电解质称血钾,在发生四肢瘫痪时钾离子进入细胞增多,血液中的钾离子浓度下降,就会出现四肢瘫痪。患者神志是清楚的,肢体麻痹可以自行缓解,但是大多数时候需要口服或静脉补充钾剂才能缓解。因此,对于发作性肢体麻痹的患者,需要检验甲状腺激素水平排除甲状腺功能亢进症,如果是甲状腺功能亢进症引起的肢体麻痹,在甲状腺功能亢进症得到控制后,肢体的麻痹就不会发生了。

Graves 病和甲状腺功能亢进症是同一种病吗

Graves 病的全称是毒性弥漫性甲状腺肿,我们通常所说的甲状腺功能亢进症是一组临床表现的总称,而引起甲状腺功能亢进症的病因有许多种,其中最常见的是 Graves 病,约占全部甲状腺功能亢进症的 85% 以上。要知道不同病因引起的甲状腺功能亢进症其治疗方法大不相同,所以诊断应该写明是什么原因所致的甲状腺功能亢进症,这里的 Graves 病是甲状腺功能亢进症的病因之一。

甲状腺功能亢进症患者胃口很好,可是为什么越吃越瘦而且没有力气

这是因为甲状腺功能亢进症患者体内的甲状腺激素过多,交感神经兴奋性增强,加速体内的物质代谢,人体的能量消耗大大增加,所以,虽然食欲亢进,但体重却减轻,且容易乏力。

甲状腺功能亢进症患者为什么特别怕热

同样,也是因为体内的甲状腺激素过多,人体的代谢加速,产热和散热都增多,所以甲状腺功能亢进症的患者特别怕热、多汗,皮肤总是温暖湿润的。

甲状腺功能亢进症的轻重和甲状腺肿大成比例吗

甲状腺功能亢进症的轻重和甲状腺的肿大不成比例,也就是

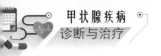
说,甲状腺不大的患者,甲状腺功能亢进症的症状可能很重,而甲状腺肿大非常明显的患者,甲状腺功能亢进症的症状却可能较轻。甲状腺的肿大不是由甲状腺功能亢进症病情的轻重来决定,是由血液中存在的甲状腺生长刺激免疫球蛋白和甲状腺抑制免疫球蛋白的多少来决定的。如果以前者为主,那么就会出现甲状腺肿大。而如果以后者为主,甲状腺肿大就可能不明显或者没有甲状腺肿大。

甲状腺功能亢进症如果不治疗会发生什么情况

甲状腺功能亢进症是一种会影响全身各个系统器官的疾病,如果不进行规范的治疗,人体在受到过多甲状腺激素的刺激下,如感染、手术、劳累等,可能会出现甲状腺危象,发生高热、呕吐、腹泻、大汗淋漓、休克,甚至危及生命。即使没有发生甲状腺危象,未经治疗的甲状腺功能亢进症患者因为长期过度消耗,会有严重消瘦、神经过度兴奋、心动过速、难治性心房颤动、心功能衰竭、肝脏功能严重受损、生育能力下降、免疫力低下、营养不良等情况,也会严重威胁生命健康。所以,甲状腺功能亢进症必须进行积极、规范的治疗。

甲状腺功能亢进症患者需要终身服药吗

如果是口服抗甲状腺药物治疗的患者,在经历抗甲状腺药物的初治期、减量期和维持期后，如果症状得到缓解，检查结果表明甲状腺激素水平恢复到正常范围，甲状腺自身抗体转阴，就可以停药了，这个过程一般需要 1.5～2 年时间。如果是放射性碘-131 治疗的患者，除非监测发现甲状腺功能减退症，需要服用甲状腺激素制剂替代补充治疗，否则，一般情况下是不需要终身服药的。

甲状腺功能亢进症药物治疗的复发率高吗

甲状腺功能亢进症 Graves 病的患者如果给予口服抗甲状腺药物治疗，复发率较放射性碘-131 治疗要高，在情绪波动、外界环境变化等诱因下很容易复发，如果复发，可以继续口服抗甲状腺药物治疗，也可以采用放射性碘-131 治疗或手术治疗。

甲状腺功能亢进症患者在口服抗甲状腺药物治疗过程中有哪些注意事项

抗甲状腺药物包括硫脲类和咪唑类，常用药物包括丙硫氧嘧啶、甲巯咪唑（他巴唑）等。服药期间，注意要坚持每天服药，不要漏服，要根据医师的处方服药，不能根据自己的感觉随意调整药物剂量，有些患者在服用一段时间药物后，感觉自己的症状已经缓解了，就自行停药，也不再去医院随访，结果很快又感觉

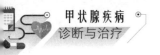
身体不适,以后治疗的难度也会加大。

抗甲状腺药物的用法比较复杂,不能仅仅根据症状调整药量,要结合症状和甲状腺激素水平、甲状腺抗体水平等诸多因素,全面考虑,通常需要经过初治期、减量期、维持期后再停药。

在服药期间,要根据医师的嘱咐定期到医院进行血液检验,包括甲状腺激素水平、血常规和肝功能等,因为抗甲状腺药物可能会引起白细胞减少和肝功能损伤。如果在服药期间,自觉乏力、发热、浑身酸痛、恶心、胃口差、巩膜或者皮肤发黄,就要立即去医院就诊。治疗过程中,要保持规律的生活起居,注意休息,避免劳累。

碘-131 治疗会致癌吗? 对后代会有影响吗

目前,绝大多数研究者都认为放射性碘-131 治疗不会增加白血病、甲状腺癌的发生率,没有发现接受碘-131 治疗患者后代的先天畸形、早产或死胎发生率增加。

为什么放射性碘治疗后不要挤压甲状腺部位

甲状腺功能亢进症患者口服放射性碘治疗,碘剂就会浓聚在甲状腺部位,释放出 β 线,使得甲状腺腺泡细胞遭到破坏,细胞损伤后就不能再合成甲状腺激素了,从而起到治疗的目的,但是对于已经合成的甲状腺激素,放射性碘是无效的,反而因为细胞被破坏,会有过多的甲状腺激素释放出来,因此一些甲状腺功能亢进症患者在放射性碘治疗后症状会加重。如果此时再反复挤压甲状腺部位,可能会促进甲状腺激素的释放,从而使得甲状腺功能亢进症的症状加重。因此,在放射性碘治疗后的一段时间,不要频繁地挤压甲状腺部位。

为什么在腹泻的时候不宜接受放射性碘治疗

放射性碘口服进入人体后通过胃肠道吸收,进入血液循环后再被甲状腺摄取。如果甲状腺功能亢进症患者腹泻严重,那么就会影响放射性碘的吸收,从而影响治疗效果,同时也无法判断该甲状腺功能亢进症患者对一定剂量的放射性碘敏感程度如何。

为什么在碘-131 治疗前还要用抗甲状腺药物

对于甲状腺功能亢进症症状较重,血液中甲状腺激素水平很高的患者来说,在给予放射性碘治疗前,最好给予一段时间抗甲状腺药物治疗,绝不是多此一举。因为在放射性碘治疗的过程当中,许多甲状腺滤泡细胞会被射线破坏,滤泡细胞中已经合成的甲状腺激素大量释放入血,原先的甲状腺功能亢进症症状

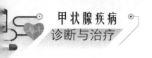

就会加重,严重时甚至可能发生甲状腺危象,危及生命。为了预防这种严重情况的发生,可以在放射性碘治疗前给予患者抗甲状腺药物治疗以控制症状,减少甲状腺激素的合成和释放。但是,特别需要注意的是,在停药后不能马上进行放射性碘治疗,因为抗甲状腺药物会影响甲状腺对放射性碘的吸收,从而影响疗效,必须停药 2 周后方可进行放射性碘治疗。

甲状腺功能亢进症患者都可以用碘-131 治疗吗

放射性碘治疗甲状腺功能亢进症已经非常成熟安全,在西方国家,医师对于甲状腺功能亢进症患者首选放射性碘治疗,除了孕妇、哺乳期妇女和急性心肌梗死等情况,都可以选择放射性碘治疗。即使放射性碘治疗后,患者由甲状腺功能亢进症变成了甲状腺功能减退症,也可以用甲状腺素制剂替代治疗,这比治疗甲状腺功能亢进症要容易许多。

甲状腺功能亢进症控制好了突眼就会好转吗

甲状腺功能亢进症在经过规范治疗得到控制后,突眼会有一定程度的好转,但是仍然有许多甲状腺功能亢进症患者在治疗后仍然有突眼,甚至出现突眼加重的情况。必要时可以用激素治疗,或者应用免疫抑制剂、奥曲肽等。但是总体来说,甲状腺功能亢进症突眼的治疗比较困难。因此,需要在治疗过程中积极防治突眼的发生和加重,包括不要过快地降低血液中甲状腺激素的水平,用甲状腺素制剂调节丘脑-垂体-甲状腺轴的平衡等。

甲状腺功能亢进症手术后会遗留明显的瘢痕吗

因为甲状腺功能亢进症多见于青年女性,而甲状腺手术部位在颈部,所以对许多患者而言,是否影响美观就很重要了。甲状腺功能亢进症的手术治疗通常在颈前较低的位置做弧形切口,因此手术后的瘢痕在颈前,约数厘米长度,随着时间延长,大部分患者的瘢痕变成一条细长的白线,不注意分辨,很难看出。青年女性如果担心美观,可以戴项链遮盖或穿领子较高的衣服。目前还有内镜甲状腺手术治疗和甲状腺介入栓塞治疗,手术后瘢痕更不明显。

甲状腺功能亢进症患者应该加强锻炼吗

甲状腺功能亢进症患者在不同疾病阶段的运动量是不同的。如果甲状腺功能亢进症症状较重或是在甲状腺功能亢进症确诊后治疗的初期则应该限制运动,可以卧床休息,这样可以减少身体的消耗,避免加重身体负担,有利于疾病的恢复。甲状腺

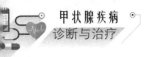
功能亢进症症状得到控制,疾病完全缓解之后,可以进行适当的运动,这样有助于增强体质,但不能过度劳累。非常激烈、对抗性很强的运动并不适合甲状腺功能亢进症患者,适度的有氧运动,如慢跑、游泳、骑自行车较为适宜。

甲状腺功能亢进症患者出现
何种表现就说明治疗有效

甲状腺功能亢进症患者如果原有的甲状腺功能亢进症症状减轻,例如心跳减慢,心慌不适的症状消失,没有原先那么怕热多汗,食欲渐渐恢复正常,体重逐渐上升,不再腹泻,就说明甲状腺功能亢进症的治疗有效。对于口服抗甲状腺药物的患者来说,甲状腺逐渐缩小也表明治疗有效。同时,也要结合血液甲状腺激素水平的检查,如果 T_3、T_4、FT_3、FT_4 逐渐下降,TSH 逐渐上升,也表明治疗有效。

对病情较重的甲状腺功能亢进症
患者治疗时应注意什么

甲状腺功能亢进症患者如果病情较重,治疗期间应该让患者卧床休息,积极完善相关检查以明确甲状腺功能亢进症的病因,同时排除有无甲状腺危象的可能。根据疾病的情况选择治疗方法,注意有无心脏、肝脏等重要器官的并发症。治疗方面需要抑制甲状腺激素的合成和释放,在甲状腺功能亢进症病情较重的时候,抑制已经合成的甲状腺激素的释放、减少 T_4 向活性更强的 T_3 的转换显得尤为重要,丙硫氧嘧啶、普萘洛尔、糖皮质激素、碘剂有相应的作用。在甲状腺功能亢进症病情很重的情况下,不能立即用放射性碘治疗或者手术治疗,否则可能会加重病情。

甲状腺功能亢进症患者家属可以在哪些方面帮助患者

甲状腺功能亢进症是一种慢性疾病,会影响人体各个系统器官的功能,甲状腺功能亢进症的治疗持续时间较长,病情可能会反复,因此需要患者家属共同配合,帮助鼓励患者来完成治疗。

(1)心理上的支持:甲状腺功能亢进症患者的情绪一般都比较焦虑、烦躁、易怒、敏感,家人要对患者充分体贴、理解、宽容,在精神上支持患者,与患者一起了解甲状腺功能亢进症相关的医学常识,在治疗过程中给予帮助,避免对患者精神刺激,帮助其保持心境稳定,树立战胜疾病的信心。

(2)饮食上的支持:患者的代谢率高,能量消耗大,所以应该给患者提供足量的糖类(碳水化合物)、维生素、蛋白质、水分。饮食注意低碘,用无碘盐烹饪,不吃紫菜、海带等海产品,食用易

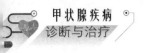

于消化的食物。膳食中以多种形式增加奶类、蛋类、瘦肉等优质蛋白质,餐次可以适当增加或者三餐中加点心。主食应足量,每日饮水 2 000～3 000 ml 以补充因出汗、腹泻等引起的水分丢失,但是有心脏病的患者,要适当控制水分的摄入,以防引起水肿、加重心力衰竭。不要让患者喝浓茶、咖啡等兴奋性的饮料。不要吃生冷的食物,减少食物中粗纤维的摄入。

(3) 起居上的支持:给患者提供安静、空气流通的房间,避免周围嘈杂的环境。如果有甲状腺功能亢进症眼病,则房间光线不宜太强。甲状腺功能亢进症病情重或者有心功能不全的患者,以卧床休息为主。甲状腺功能亢进症患者易出汗,在体力允许的情况下,可帮助患者洗澡擦身,勤换衣服,注意皮肤卫生。

(4) 治疗上的支持:如果是口服抗甲状腺药物的患者,要叮嘱患者按时服药,不要自行随意减药或者停药。如果发现患者有咽痛、乏力、发热、皮疹、胃纳差等情况,要及时陪同患者去医院就诊,平时叮嘱患者定期到内分泌门诊就医。如果是放射性碘治疗的患者,治疗后 1 周内不要和家人共用餐具和饮水杯。

甲状腺功能亢进症 Graves 病的孕妇可以自然分娩吗

甲状腺功能亢进症 Graves 病的孕妇和其他孕妇一样都可以自然分娩,但不论是自然分娩还是剖宫产都要预防感染,预防发生甲状腺危象和产后出血。

甲状腺功能亢进症患者在生活起居上有哪些需要注意的方面

甲状腺功能亢进症是一种可能需要长期治疗的疾病,因此在治疗疾病的过程中,甲状腺功能亢进症患者在日常生活起居上有许多需要注意的方面。

(1)生活要规律,注意劳逸结合,避免过度劳累,居住环境要保持安静,避免过度嘈杂。因为甲状腺功能亢进症患者虽多食多饮,但消化吸收较差,身体比健康人虚弱,因此不宜经常熬夜、饮食无度和进行长跑、游泳、爬山等剧烈活动。甲状腺功能亢进症症状重的患者需要静养,严重时必须卧床休息。

(2)避免情绪剧烈波动。如果对初诊的甲状腺功能亢进症患者追问病史,会发现许多患者在发病前有不良的精神刺激,在甲状腺功能亢进症的治疗过程中,保持心境的平和也是非常重要的,患者要学会控制自己的情绪。家人及同事也应多理解,遇事积极沟通解决,创造一个较好的环境,以利患者康复。

(3)注意饮食。摄入高糖类(碳水化合物)、高蛋白、高维生素饮食,注意避免摄入含碘丰富的食物或药物,不要吃刺激性的食物,对于有低钾周期性麻痹的患者,日常饮食中注意摄入含钾丰富的食物。

(4)日常生活中注意预防感染。甲状腺功能亢进症患者由于自身免疫反应的缘故,白细胞计数常常低于正常值,而用于治

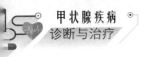

疗甲状腺功能亢进症的药物如丙硫氧嘧啶或甲巯咪唑（他巴唑）也可能对白细胞有不同程度的影响，因此，增强免疫力、预防感染显得相当重要。甲状腺功能亢进症患者的抵抗力较低，而感染可能会加重甲状腺功能亢进症的病情，甚至诱发甲状腺危象，一旦有感染的迹象如咽痛、发热等，要立即就诊。

（5）对甲状腺功能亢进症性突眼的患者，因为很容易出现视力疲劳，要避免长时间注视电视、电脑，避免长时间读报、看书，减少对眼部的刺激。

甲 状 腺 炎

什么是甲状腺炎

甲状腺炎是指一组炎症性的甲状腺疾病,是由于某些原因造成的甲状腺组织细胞的损伤,包括细胞变性及坏死;其代谢和功能也发生改变,进而甲状腺动脉的血流加速,血管壁的缝隙增大,许多液体及血液细胞如白细胞、红细胞等渗透出来,进入甲状腺组织内,其中白细胞可以吞噬引起甲状腺炎的细菌以及变性坏死的细胞;甲状腺内正常的组织细胞不断增生繁殖,转变成所需要的细胞,并将损害的部分修复,尽可能恢复其原有的形态和功能。这就是甲状腺炎的损伤、渗出和组织细胞增生三个过程。因为引起甲状腺炎的原因不同,造成甲状腺细胞损害的程度,渗出的细胞及液体的种类,还有甲状腺增生、修复的时间均不一样,所以病情的发生和发展亦有不同的特点。

甲状腺炎主要有哪几种

甲状腺炎是由不同原因引起不同类型的甲状腺炎症的总称,根据其病程可分为下列几种。

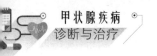

(1)急性甲状腺炎:甲状腺的急性感染,临床相当少见,症状多不典型,容易误诊。多发生于先天局部解剖结构异常、甲状腺存在基础病灶和免疫低下的患者。多以颈部肿大、不同程度颈部疼痛和压痛,吞咽困难等为首发表现,并可伴有全身症状如寒战、发热等,部分患者有邻近器官和组织感染征象,抗生素联合外科干预治疗有效。

(2)亚急性疼痛性甲状腺炎:介于急性和慢性之间的一种甲状腺炎。亚急性甲状腺炎表现为颈部疼痛并有发热,急性起病,初始上呼吸道感染,但抗生素治疗无效应引起重视,而皮质激素治疗有立竿见影之效。患者可有甲状腺功能亢进症的临床表现,是因为甲状腺炎的破坏,使大量甲状腺激素释放入血之故,临床上可不予以处理,待甲状腺炎恢复后,高甲状腺激素水平自然降至正常。此病有复发的可能性,患者平日应预防感冒等。

(3)亚急性无痛性甲状腺炎(淋巴细胞性或寂静性):介于急性和慢性之间的另一种甲状腺炎,产后甲状腺炎是该类型的一种。特点为甲状腺毒性症为自限性,组织学表现为淋巴细胞浸润。本病大多因自身免疫所引起,与病毒感染无关。

(4)慢性淋巴性甲状腺炎:甲状腺的慢性炎症,又称桥本甲状腺炎(桥本病)、慢性淋巴细胞性甲状腺炎,是一种自身免疫性疾病(即自己的免疫系统攻击自身正常的组织器官,引起正常功能的减退)。较常见于中年女性,常常表现为甲状腺弥漫性肿大,伴有结节,质地韧,偏硬,无压痛。甲状腺功能检查,早期多无异常,随着病情进一步发展,可能在若干年或更长时间,出现怕冷、水肿、食欲不振、便秘、皮肤粗糙等甲状腺功能减退症的症状。但无论在早期还是后期，血甲状腺球蛋白抗体、甲状腺微粒体抗体往往增高。少数患者在某个阶段还可能出现短暂的甲状腺功能亢进症。

（5）慢性侵袭性纤维性甲状腺炎：甲状腺的另一种慢性炎症，又称 Riedel 甲状腺炎、硬化性甲状腺炎。

以上各种甲状腺炎，以慢性淋巴性甲状腺炎最为多见，亚急性甲状腺炎占第二位，无痛性甲状腺炎占第三位，其他两种甲状腺炎少见。

什么是急性甲状腺炎？如何诊断及治疗

急性甲状腺炎多由化脓性细菌感染所致，由血行感染或颈部化脓性感染蔓延而来。常见病原菌为葡萄球菌、链球菌、肺炎链球菌、伤寒杆菌及流感杆菌等。表现为高热，患部剧痛、肿大、波动感、皮肤发红，伸颈及吞咽时疼痛加剧。严重者可有呼吸及吞咽困难、喉鸣、声音嘶哑等，合并败血症者可有全身中毒症状。触诊发现甲状腺红、肿、热，压痛明显，甲状腺可一侧肿大，化脓时可扪及波动感。实验室检查发现白细胞增多，甲状腺功能一般情况下无改变，如甲状腺滤泡破坏，甲状腺激素外溢则可有一过性甲状腺功能亢进症表现。甲状腺摄碘率正常，甲状腺自身抗体阴性。明确诊断需要超声引导下细针穿刺抽吸脓液涂片、病原体培养。治疗则需要足量抗生素全身治疗，局部冷敷，后期

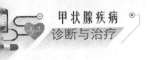

可热敷。外用金黄膏可促进脓液吸收。出现局部脓肿液化时应早期切开引流。

什么是亚急性甲状腺炎

亚急性甲状腺炎在临床上较为常见。女性多见,可较男性多3～6倍,尤其多见于50岁左右的女性。本病可能与病毒感染有关,起病前常有上呼吸道感染。发病时,患者血清中某些病毒的抗体滴度增高,包括流感病毒、柯萨奇病毒、腺病毒、腮腺炎病毒等。

本病起病一般较急,病程大多仅持续数周,可自行缓解,但会复发,整个病程可持续数月,一般为2～3个月,少数患者也可迁延至1～2年,但一般均能完全恢复而不影响甲状腺功能。

发病初期,首先出现乏力与全身不适,并出现甲状腺部位疼痛,可放射至下颌、耳部或枕骨部,但有时也可以没有疼痛。同时,还可以出现全身症状,包括畏寒、发热、食欲下降等。不少患者还可出现心悸、神经过敏等甲状腺毒症的表现,但持续时间较短,一般不超过2周。体格检查可发现甲状腺轻度肿大,常出现结节,质地中等,有明显压痛,位于一侧。经过一定时间可消失,之后又在另一侧出现。实验室检查发现红细胞沉降率明显加速,甲状腺摄碘率明显降低,一般低于10%。部分患者可出现一过性甲状腺功能减退症,症状较轻,发生永久性甲状腺功能减退症者少见。

亚急性甲状腺炎有哪些特征

亚急性甲状腺炎是最常见的甲状腺疼痛性疾病,病程具有自限性,由甲状腺病毒感染或病毒感染后引发全身炎症反应,并伴有甲状腺的短暂疼痛。甲状腺组织在病程中会遭到不同程度的破坏性损伤,会导致5%~15%的患者发生永久性甲状腺功能减退症。

亚急性甲状腺炎多在病毒感染后1~3周发病,呈季节发病趋势,以夏秋季多见,与肠道病毒高峰一致且有地区发病集聚倾向。

患者发病前可有上呼吸道感染前驱症状,如肌肉疼痛、疲劳、倦怠、咽痛、发热和颈淋巴结肿大等。然后出现甲状腺部位特征性疼痛:表现为转颈和吞咽动作时疼痛加重,疼痛向同侧耳、咽喉、下颌角、颏、枕和胸背部等处放射。此外,触诊时发现甲状腺触痛明显,少数患者可有声音嘶哑和吞咽困难等。

为什么亚急性甲状腺炎容易误诊

有些患者早期的主要症状为"咽部"疼痛,可被误诊为上呼吸道感染、咽炎等,当出现甲状腺局部症状时,诊断才得以明确。

亚急性甲状腺炎容易同下列疾病混淆。

(1)甲状腺腺瘤内突然出血,也可出现甲状腺部位的疼痛,

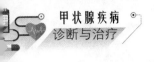

但症状常迅速缓解,甲状腺摄碘率不降低,红细胞沉降率不增快。

(2) 慢性淋巴细胞性甲状腺炎:有时也可表现为起病较急,可有局部疼痛与压痛,可与亚急性甲状腺炎相混淆,但前者常呈弥漫性甲状腺肿大,红细胞沉降率不明显增快,而甲状腺球蛋白抗体与微粒体抗体常明显增高。

(3) 甲状腺癌有时也可出现局部疼痛与压痛,同时由于甲状腺组织被破坏而甲状腺激素进入血液循环抑制 TSH 分泌,甲状腺摄碘率降低,可误诊为亚急性甲状腺炎,应加以鉴别。必要时可做甲状腺针刺活组织检查或严密随访。

亚急性甲状腺炎的自然病程是怎样的

亚急性甲状腺炎从发病到痊愈整个期间甲状腺功能可以有以下 4 期的变化。

第一期:甲状腺功能亢进症期,一般持续 2～6 周,然后可以自然转入第二期;第二期:甲状腺功能亢进症消失期,一般约 4 周,然后自然转入第三期;第三期:甲状腺功能减退症期,一般持续 2～4 个月,然后自然转入第四期;第四期:正常期,即完全恢复正常。

以上是亚急性甲状腺炎时甲状腺功能典型的变化特点。如果进行治疗,可能只有第一期和第二期,无第三期,然后逐步恢复正常。

出现什么情况要想到亚急性甲状腺炎 ⌐

（1）发病前 1～3 周有感冒样症状。

（2）颈部疼痛。在甲状腺部位摸到包块,质地较硬,有压痛。

（3）发热,多为中度发热（38～38.9 ℃）,少数为高热（39 ℃以上）。

（4）心慌、怕热、消瘦、食欲亢进、情绪激动及全身乏力等。

出现以上情况要想到是否有亚急性甲状腺炎的可能,应及时到医院检查。如果检查发现红细胞沉降率明显增快,血清 T_3、T_4 增高,甲状腺摄碘-131 率明显降低,而同位素扫描甲状腺组织分布不规则或冷结节图像,且细针穿刺表现为滤泡上皮退行性改变、纤维组织增生、中性粒细胞及大单核细胞浸润,则可以明确诊断为亚急性甲状腺炎。

如何治疗亚急性甲状腺炎 ⌐

轻症者用阿司匹林、吲哚美辛等非甾体消炎药即可控制症状,疗程在 2 周左右。症状较重者,可给予泼尼松每日 20～40 mg,分次口服,症状可迅速缓解,体温下降,疼痛消失,甲状腺结节也很快缩小或消失。用药 1～2 周后可逐渐减量,疗程为 1～2 个月。但停药后约 20％ 的患者可复发,泼尼松再次治疗仍有效。过早

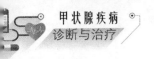
减量或者过快停药容易使病情反复。有甲状腺毒症者可给予普
萘洛尔以控制症状。如甲状腺摄碘率已恢复正常,停药后一般不
再复发。部分患者可出现一过性甲状腺功能减退症,如症状明显,
可适当补充甲状腺制剂。有明显感染者,作有关治疗。

无痛性甲状腺炎有什么特点

无痛性甲状腺炎是近年来才被认识的一种甲状腺炎,其病
因还不十分清楚,可能与免疫功能障碍有关。因其发病前没有
病毒感染病史,发病时无甲状腺疼痛,故本病与亚急性甲状腺炎
明显不同。因本病发病期有一过性的甲状腺功能改变,病后甲
状腺功能恢复正常,故与慢性淋巴性甲状腺炎亦有所不同。

无痛性甲状腺炎在任何年龄均可发病,以 30～50 岁居多,男
女之比 1：2～1：15。主要表现为:早期有甲状腺功能亢进症的
表现,持续 2～5 个月,然后甲状腺功能亢进症消失。部分患者甲
状腺功能亢进症消失后即获得痊愈;部分患者甲状腺功能亢进
症消失后还可发生甲状腺功能减退症,持续一段时期后恢复正
常而痊愈。发病过程中无甲状腺疼痛。大约一半的患者触诊时
甲状腺肿大,1/3 的患者甲状腺持续肿大,表现为轻中度弥漫性
肿大,多无结节;甲状腺质地较硬,没有血管杂音,甲状腺也没有
触痛。血液检查甲状腺球蛋白抗体、甲状腺微粒体抗体正常或
增高,红细胞沉降率增快。甲状腺功能亢进症期血 T_3、T_4 增高,
但甲状腺摄碘-131 率减低。甲状腺功能减退症期血 T_3、T_4 降

低,甲状腺摄碘-131率减低。甲状腺功能恢复正常后红细胞沉降率正常,血 T_3、T_4 及甲状腺摄碘-131率均恢复正常。

无痛性甲状腺炎的治疗需要注意什么

无痛性甲状腺炎初期,甲状腺功能亢进症的表现是因为甲状腺滤泡完整性受到破坏,因而使甲状腺激素溢出至血液循环所致,并非激素生成过多。此时,应避免使用抗甲状腺药物及放射性碘治疗,而应该使用 β 受体阻滞剂或镇静剂缓解大部分患者临床症状。糖皮质激素虽可缩短甲状腺毒症病程,但并不能预防甲状腺功能减退症的发生,因而一般不主张使用。

甲状腺功能减退症期一般不需要治疗。症状明显或持续时间久的患者,可短期小量应用甲状腺激素,数月后停用。如果甲状腺功能永久性减低者需终身替代治疗。

本病有复发倾向,因此强调在临床缓解数年内定期监测甲状腺功能。

什么是慢性淋巴细胞性甲状腺炎

慢性淋巴细胞性甲状腺炎又称桥本病或桥本甲状腺炎,是由日本学者 Hashimoto 在 1912 年首先报道。本病多见于中年妇女,有发展为甲状腺功能减退症的趋势,临床上较为常见。中

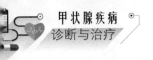

国的发病率为 0.4%～1.5%,高碘地区的发病率较高,占所有甲状腺疾病的 20%～25%。

目前认为本病与自身免疫有关,也称自身免疫性甲状腺炎。本病患者血清中抗甲状腺抗体,包括甲状腺球蛋白抗体与甲状腺微粒体抗体常明显升高。甲状腺组织中有大量淋巴细胞与浆细胞浸润。本病可与其他自身免疫性疾病同时并存,如恶性贫血、干燥综合征、慢性活动性肝炎、系统性红斑狼疮等。本病患者的淋巴细胞在体外与甲状腺组织抗原接触后,可产生白细胞移动抑制因子。上述情况均可在 Graves 病与特发性黏液性水肿患者中见到,提示三者有共同的发病因素。因此,Graves 病、特发性黏液性水肿与本病统称为自身免疫性甲状腺病。自身免疫性甲状腺病也可发生于同一家族中。

慢性淋巴细胞甲状腺炎有哪些特征

本病起病隐匿,进展缓慢,甲状腺肿为其突出的临床表现,一般呈中度弥漫性肿大,仍保持甲状腺外形,但两侧可不对称,质韧如橡皮,表面光滑,随吞咽移动。但有时也可呈结节状,质较硬,易与甲状腺癌相混淆。甲状腺局部一般无疼痛,但部分患者甲状腺肿大较快,可出现局部疼痛与压痛。早期病例的甲状腺功能尚能维持在正常范围内,但血清 TSH 可增高,说明此时甲状腺储备功能已下降。随着疾病的发展,临床上可出现甲状腺功能减退症表现,如怕冷、乏力、皮肤干燥、胸闷或心包积液等,或有黏液性水肿的表现。本病偶可出现压迫症状，如呼吸或吞咽困难等。但也有部分患者甲状腺不肿大，反而缩小，而其主要表现为甲状腺功能减退症。大约20％的患者可有甲状腺功能减低的表现。

慢性淋巴细胞性甲状腺炎也可出现一过性甲状腺毒症，可有甲状腺功能亢进症的表现如心慌、出汗等；少数患者可有突眼，但程度一般较轻。本病可与Graves病同时存在。大约有5％的患者有甲状腺功能亢进症表现。

另外，还有一些特殊的表现，如不孕、甲状腺淀粉样变和桥本脑病等。

如何诊断慢性淋巴细胞性甲状腺炎

凡中年妇女，如出现甲状腺弥漫性肿大，质地坚韧，不论其甲状腺功能如何，均应考虑本病的可能性。如血清甲状腺微粒体抗体与甲状腺球蛋白抗体明显增高（大于50％），则基本可确诊。超声检查对诊断慢性淋巴细胞性甲状腺炎有一定的帮助。对可疑病例宜做甲状腺针刺活组织检查，以明确诊断。

慢性淋巴细胞性甲状腺炎患者的甲状腺有时可出现多个结节，质地较硬，应与甲状腺癌作鉴别。后者血清抗甲状腺抗体常阴性，必要时可做甲状腺针刺活组织检查。文献报道，本病中甲状腺癌的发生率为5％～17％。

少数慢性淋巴细胞性甲状腺炎患者可出现甲状腺局部疼痛，并出现结节，红细胞沉降率加速，应与亚急性甲状腺炎鉴别。

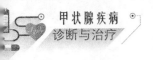

后者常自行缓解,甲状腺摄碘率常明显降低,经泼尼松治疗后,临床症状常迅速消失,一般不难鉴别。

慢性淋巴细胞性甲状腺炎的治疗原则是什么

目前尚无法根治。主要治疗目的是纠正甲状腺功能异常或缩小肿大的甲状腺。

如果患者的甲状腺仅呈轻度的弥漫性肿大,没有压迫症状,而且没有甲状腺功能异常的临床表现,一般不予治疗,临床上密切随访即可。

对甲状腺肿大明显并伴有压迫症状者,采用左甲状腺素片治疗有利于缩小肿大的甲状腺。临床上有甲状腺功能减退症的患者,给予甲状腺素片替代治疗。

一般不采用手术方法治疗,除了临床上高度怀疑有恶变可能或者有重度压迫症状需要通过手术方法解除压迫者。

尽管慢性淋巴细胞性甲状腺炎属于自身免疫病,但一般不主张全身应用糖皮质激素等免疫抑制剂,对亚急性发作有疼痛、肿大显著者则可用糖皮质激素缓解症状。

甲状腺功能减退的慢性淋巴细胞性
甲状腺炎该如何治疗

临床上有甲状腺功能减退症的患者,给予甲状腺素片替代治疗。替代治疗一般应该从小剂量开始,逐步加量,直至促甲状腺激素水平下降,甲状腺缩小。老年人如有缺血性心脏病,应该以更小的剂量开始,增加剂量更要缓慢。每4～8周随访甲状腺功能。对于孕妇,随访间隔缩短至4周。

合并甲状腺功能亢进症的慢性淋巴细胞性甲状腺炎如何治疗

对于有甲状腺功能亢进症的患者,如果明确诊断是慢性淋巴细胞性甲状腺炎,则一般不考虑抗甲状腺治疗,而仅仅给予普萘洛尔(心得安)对症治疗,改善心慌等症状。如果症状严重,需要控制症状者,应该小剂量短期内使用,同时密切随访甲状腺功能。对于该类患者不应该给予放射性碘-131治疗,或者手术治疗。

什么是硬化性甲状腺炎

硬化性甲状腺炎是一种少见的慢性甲状腺炎,病因还不清楚。本病多见于中年女性,男性较女性少见。起病均较隐匿,进展也比较缓慢。如果甲状腺与相邻的组织器官发生粘连,患者可出现一些压迫性症状,如呼吸困难、吞咽困难、发音嘶哑等。甲状腺大小可以正常,也可以增大,触诊发现甲状腺十分坚硬,

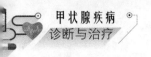
甲状腺功能检查一般均为正常。仅少数严重病例甲状腺功能发生减退。血液检验甲状腺球蛋白抗体、甲状腺微粒体抗体一般也是正常的。

治疗可试用泼尼松等皮质类固醇药物,但治疗的效果不肯定。如果压迫症状严重,可手术行松解治疗,或手术切除甲状腺。

甲状腺结节和分化型甲状腺癌

什么是甲状腺结节

甲状腺结节是一种常见和多发的甲状腺疾病,指各种原因导致的因为甲状腺细胞异常生长而引起的散在分布于甲状腺内的团块。很多甲状腺疾病可表现为结节,包括甲状腺退行性变、炎症、自身免疫及新生物等多种病变。通过高分辨率 B 超检查获得甲状腺结节的患病率为 20%～76%,各个年龄段的男女人群中均可见到,但在中年女性中较多。手摸得到而 B 超未证实的肿块不能诊断为甲状腺结节。

甲状腺结节中甲状腺癌的患病率为 5%～15%。甲状腺结节按病因可分为结节性甲状腺肿、炎性结节、毒性结节性甲状腺肿、甲状腺囊肿、甲状腺肿瘤、甲状腺癌等。临床上早期认识甲状腺结节的性质,特别是区分其为良性还是恶性病变,对治疗方案的选择、预后等具有重要的意义。

甲状腺结节有哪些主要类型

(1) 结节性甲状腺肿:一种常见的甲状腺良性疾病,以中年

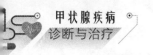
女性多见。在机体内甲状腺激素相对不足的情况下,垂体分泌促甲状腺激素增多,甲状腺在这种增多的促甲状腺激素长期刺激下,经过反复或持续增生导致甲状腺不均匀性增大和结节样变。结节内可有出血、囊变和钙化。结节的大小可由数毫米至数厘米。临床主要表现为甲状腺肿大,触诊时可扪及大小不等的多个结节,结节的质地多为中等硬度,如果结节有钙化或者固化,质地会变得坚硬。少数患者仅能扪及单个结节,但在甲状腺显像或手术时,常发现有多个结节。患者的临床症状不多,一般仅有颈前不适感,如结节内出血则往往有突发的颈部肿痛。甲状腺功能检查大多正常。甲状腺扫描、甲状腺 B 超可以明确诊断。

(2) 毒性结节性甲状腺肿:起病缓慢,常发生于已有多年结节性甲状腺肿的患者,年龄多在 40～50 岁以上,以女性多见,可伴有甲状腺功能亢进症症状及体征,但甲状腺功能亢进症的症状较轻,且不典型,一般不发生浸润性突眼。甲状腺触诊时可扪及光滑的圆形或椭圆形结节,边界清楚,质地较硬,随吞咽上下活动,甲状腺部位无血管杂音。甲状腺功能检查示血中甲状腺激素水平升高。由功能自主性结节引起者,同位素扫描示"热结节"。

(3) 甲状腺肿瘤:包括甲状腺良性肿瘤、甲状腺癌及转移癌。

(4) 甲状腺囊肿:绝大多数是由甲状腺肿的结节或腺瘤的退行性变形成的,囊肿内含有血液或微混液体,与周围边界清楚,一般无压痛,同位素扫描示"冷结节"。少数患者是由先天的甲状腺舌骨囊肿或第四鳃裂的残余所致。临床上大多没有症状,甲状腺功能也没有变化。

（5）炎性结节：分感染性和非感染性两类，前者主要是由病毒感染引起的亚急性甲状腺炎，其他感染少见。亚急性甲状腺炎临床上除有甲状腺结节外，还伴有发热、咽痛和甲状腺局部疼痛，结节大小视病变范围而定，质地较坚韧。急性期，甲状腺摄碘-131率降低，显像都呈"冷结节"，血清 T_3 和 T_4 水平则增高。非感染性炎性结节主要是由自身免疫性甲状腺炎引起的，多见于中青年妇女，起病缓慢。患者的自觉症状较少，检查时可扪及多个或单个结节，质地硬韧，少有压痛，甲状腺功能检查示甲状腺球蛋白抗体和甲状腺微粒体抗体常呈强阳性。

甲状腺结节是常见病吗

甲状腺结节非常常见。一般人群中，通过触诊发现甲状腺结节的患病率为3%～7%，而通过超声检查发现甲状腺结节的患病率为20%～76%。随着影像学诊断技术的不断发展，超过1/3的妇女被发现甲状腺内有至少一个以上的结节。相对而言，甲状腺癌的发生率较低，约占甲状腺结节的5%～15%。近年来中国甲状腺癌的发病率呈现增高的趋势，但随之而来的不必要手术治疗也增加了。由于良恶性甲状腺结节的临床处理不同，患者生存质量和涉及的医疗花费也有显著不同，因此，对甲状腺结节评估的重中之重是判断其良恶性。

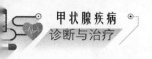

为什么要重视甲状腺结节

近年来中国的甲状腺癌发病率呈逐年增高的趋势,甲状腺结节中甲状腺癌的比例也从以前的 5％上升至现在的 5％～15％。对于甲状腺良性结节和甲状腺癌,在治疗上采取的是截然不同的方法。对于发现甲状腺结节的患者而言,重要的是鉴别结节的良、恶性。因此,如果发现结节,需要请有经验的专科医师进一步明确结节的性质。

甲状腺结节患者需要做哪些检查

发现甲状腺有结节的患者,应该在专科医师指导下选择合适的检查方法,明确结节的性质并定期随访。具体的检查方法如下。

(1) 甲状腺功能测定:由于甲状腺结节患者恶性的比例和血清促甲状腺激素(TSH)水平相关,因此推荐所有的甲状腺结节患者都应做 TSH 水平测定。功能自主的毒性结节、亚急性甲状腺炎的早期 TSH 水平低于正常。而甲状腺恶性结节多伴有TSH 水平增高或者正常。而甲状腺球蛋白(thyroglobulin, TG)是甲状腺产生的特异性蛋白,无助于甲状腺结节良恶性的判断。

(2) 甲状腺 B 超检查:高分辨率超声检查是评估甲状腺结节的首选方法,可显示结节为实性、囊性或混合性病变。单纯的囊性结节或者由多个小囊泡占据50%以上结节体积、呈海绵状改变的结节,其发生恶变的概率极小。而B超上的某些征象如显示微小钙化、结节边缘不规则或者结节内血供丰富等,多提示为恶性。经验丰富的B超医师对于甲状腺结节性质的判断正确率较高。

(3)甲状腺同位素扫描:对于直径>1 cm的结节适合进行甲状腺核素显像。根据结节对放射性核素的摄取能力分为"热结节"和"冷结节"。"热结节"是功能自主性甲状腺结节,几乎多为良性;"冷结节"则有恶性的可能,其中5%～8%为甲状腺癌。多个"冷结节"多为良性腺瘤或结节,此外,若结节内有出血或囊性变,也可表现为"冷结节"。

(4)颈部X线检查:结节上有细小或砂粒样钙化者,可能为乳头状癌的砂粒体。大而不规则的钙化可见于退行性变的结节性甲状腺肿或甲状腺癌。如在气管像中见有浸润或变形,则提示有恶性病变。

(5)甲状腺细针穿刺细胞学检查:该检查操作简单、安全,对鉴别良、恶性结节帮助很大。是最可靠、最有价值的诊断手段。凡直径>1 cm的甲状腺结节,均可考虑该检查,但必须排除以下几种情况:甲状腺核素显像显示为"热结节";B超显示为纯囊性结节;超声影像已经高度怀疑为恶性的结节。

如何判断甲状腺结节的良恶性

判断甲状腺结节的良、恶性主要依靠病史、体格检查、血清

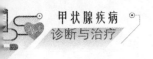

TSH水平测定、经验丰富的医师做的高分辨B超检查、同位素扫描和细针穿刺细胞学检查。病史方面，儿童期出现的结节50％为恶性，发生于青年男性的单个结节，也应警惕恶变的可能。如果新生结节或原有的结节在短期内迅速增大，应怀疑恶性病变。体检方面，触摸时发现结节表面不平整，质地较硬，吞咽时移动度小，甚至可触及同侧颈部肿大的淋巴结时应怀疑恶性病变。同位素扫描方面，甲状腺癌多为"冷结节"，其边缘一般较模糊。穿刺细胞学检查可进一步明确结节性质，有经验的病理医师诊断正确率可高达80％以上。

什么时候需要对甲状腺结节进行进一步评估

　　一般来说，对直径大于1 cm的结节，由于其存在恶变的可能，就需要对甲状腺及其周围的淋巴结仔细检查，并收集完整病史，进行进一步检查与评估。但这并非绝对，例如对直径小于1 cm的结节，如果超声检查有可疑恶性结节的征象，或者患者以前有过头颈部放射照射史，以及有甲状腺癌家族史等也应进行评估。

　　对直径大于1 cm的甲状腺结节，应检查血清促甲状腺激素(TSH)水平。如促甲状腺激素水平低下，则应行同位素甲状腺扫描，以确定结节是否为功能性。因为功能性结节极少为恶性，因此无需对这类结节做细胞学评估。如果甲状腺扫描结果为"温结节"或"冷结节"，则应行诊断性甲状腺超声检查。超声检查的结果可以帮助明确触及的结节是否为真正的结节,结节囊性是否占 50% 以上,结节是否位于甲状腺后侧。因为囊性结节和甲状腺后侧的结节可能会降低细针穿刺的成功率和精确度。对于促甲状腺激素水平升高的结节,也建议行细针穿刺细胞学检查,因为正常甲状腺组织与桥本甲状腺炎累及组织中结节的恶变率相似。

甲状腺多发性结节也需要进一步评估吗

和我们既往的认知不同,现在发现甲状腺多发性结节也存在恶变危险性。因此,对于多发结节也应该行超声检查,确定多发性结节的形态、数目和大小,如仅对"优势"结节或最大结节做细针穿刺活组织检查,则可能漏诊甲状腺癌。超声上的一些特征,如微小钙化灶、低回声、富有血管等较结节大小更有参考价值。如果有两个及以上结节者,应优先穿刺超声检查可疑的结节。如果超声检查所有结节都没有可疑特征,且超声特点很相似,则恶性可能性很低,仅穿刺最大结节即可。

对被诊断为良性甲状腺结节的患者需进行随访,因为细针穿刺细胞学检查仍有 5% 的可能把甲状腺癌误认为是良性肿瘤。在初次细胞学检查后应每隔 6～12 个月超声随访监测。如果结节很稳定,则下次随访的时间间隔可适当延长。通常情况下,恶性结节会增大,尽管其增大的速度可能很慢。结节生长本身不是恶性病变的指征,但是如果结节在不断地增大,则需要对结

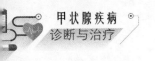
再次行活组织检查,以了解其细胞学变化。

甲状腺结节的治疗方法有哪些

甲状腺结节的治疗应该根据甲状腺超声检查的特点和细针穿刺的结果而定。

(1) 甲状腺恶性结节的处理:除了甲状腺淋巴瘤和未分化甲状腺癌以外,几乎所有的甲状腺癌都应该首选甲状腺切除术来治疗。淋巴瘤因为对化疗或放疗敏感,可采取化疗或放疗的方法。而未分化癌因为恶性程度高,诊断时多伴有远处组织器官的转移,因此手术治疗并非首选,而应给予综合治疗。

(2) 良性结节的处理:绝大多数良性甲状腺结节的患者不需要特殊治疗,仅需定期随访。随访时间每半年或者一年一次。随访的内容包括甲状腺超声检查,必要时可重复甲状腺细针穿刺。只有少数患者需要治疗。

(3) 可疑恶性和诊断不明的甲状腺结节的处理:重复细针穿刺,如果仍不能确诊,则推荐手术切除。

(4) 儿童甲状腺结节的处理:尽管儿童期甲状腺结节的发病率低于成年人,但是其恶性率远远高于成人,可达15%。因此,对于这类患者,应该进行细针穿刺检查,如果不能排除癌变可能,则应该采取手术治疗。

(5) 妊娠期甲状腺结节的处理:除了在妊娠期绝对不能进行甲状腺同位素显像检查和放射性碘-131治疗外,其他的处理原则和非妊娠期甲状腺结节的处理相同。如果需要手术,应该尽量选择在产后进行。如果病情需要在妊娠期手术,那么相对而言,在妊娠的第3至第6个月,也就是妊娠的第二阶段进行手术是比较安全的。

良性甲状腺结节有哪些可选的治疗方法

(1) 左甲状腺素片抑制血清 TSH 水平治疗:大多数的内分泌专家不主张对良性结节常规行 TSH 抑制治疗,该方法仅适用于小结节性甲状腺肿的年轻患者。对于生活在低碘地区的患者,TSH 治疗可能有助于缩小已有的甲状腺结节,防止发生新的甲状腺结节。在非缺碘地区,TSH 抑制治疗虽也可能缩小结节,但其长期疗效不确切,停药后可能出现结节再生长,因此,TSH 抑制治疗的总体疗效并不理想,而且有比较明确的不良反应。具体治疗方法为先试用小剂量甲状腺激素,疗程至少应在半年以上,短期治疗无效,若结节缩小,可将甲状腺素减量长期服用,将促甲状腺激素维持在正常低限。在治疗过程中结节增大者则可直接手术治疗或重新穿刺评估,结节无变化者可停止治疗,仅随访观察。

对绝经后妇女,甲状腺激素对骨代谢有明确的不利影响。因此对于绝经后妇女,伴有骨质疏松和(或)心血管疾病和(或)其他全身性疾病者,及 60 岁以上且血清促甲状腺激素水平低于 1 mU/L 者,不宜选择甲状腺素片治疗甲状腺结节。

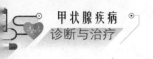

（2）超声引导下经皮乙醇(酒精)注射(PEI)：对于甲状腺良性囊肿和含有大量液体的甲状腺结节可采用本方法治疗，在超声引导下向结节中央注入无水乙醇 1～4 ml，可重复注射，直至结节消失。但是采用该方法治疗有一个很重要的前提条件：必须通过细针穿刺细胞学检查排除甲状腺癌。并且该方法治疗甲状腺结节的复发率较高。

（3）放射性碘-131 治疗：对于自主性功能(高功能)甲状腺结节或腺瘤，毒性结节性甲状腺肿但甲状腺体积小于 100 ml，以及不适合手术治疗或手术治疗后复发的毒性结节性甲状腺肿，可采用放射性碘-131 治疗的方法。治疗后每年至少检测一次甲状腺功能，如果发现异常，要及时给予左甲状腺素片替代治疗。妊娠和哺乳期妇女绝对不可以采用此方法治疗。对于良性甲状腺结节也不推荐使用该治疗。

（4）手术切除：甲状腺结节出现局部压迫症状如呼吸困难、胸闷、声音嘶哑、吞咽困难等，合并甲状腺功能亢进，肿物位于胸骨后或者纵隔内，或者结节进行性生长而临床考虑有恶性倾向等，可选择手术切除甲状腺结节的方法来治疗。

（5）其他：如经皮激光消融术和射频消融术等，但都必须在排除恶性结节可能的前提下进行上述治疗。

诊断明确的良性甲状腺结节仍需要定期检查吗

是的。因为即使采用最精确的细针穿刺细胞学检查，仍会有5％的假阴性,因此即使诊断明确,良性甲状腺结节仍需定期随访。但随访的时间可以由主治医师根据情况而定。一般情况下,多在初次细针穿刺细胞学检查后每隔6～12个月超声随访监测。如果结节很稳定则下次随访的时间间隔可适当延长。

因为超声检查判断甲状腺结节的变化优于触诊,故建议在随访过程中用超声来监测结节大小的变化。在随访过程中,无论是通过触诊还是超声检查显示结节增大者,均应再次在超声引导下进行细针穿刺细胞学检查。

什么是甲状腺腺瘤

甲状腺腺瘤是颈部常见的良性肿瘤,起源于甲状腺滤泡细胞,形似核桃,质地较硬,可随吞咽而上下移动,约占甲状腺结节的5％～10％。目前认为本病多为单克隆性,是由与甲状腺癌相似的刺激所致。临床分为滤泡状和乳头状实性腺瘤两种,前者多见。常为甲状腺内边界清楚的单个或多个结节,有完整的包膜。大小不一,从不足1 cm至10 cm均有。甲状腺腺瘤可发生于任何年龄,女性多于男性,男女之比为1∶5或1∶6,沿海地区发病率高于内地。甲状腺瘤的病因未明,可能与性别、遗传因素、放射线照射、TSH过度刺激等有关。尤其在幼年时期,头、颈、胸部曾进行过X线照射治疗的人,其甲状腺癌发病率约增高100倍,甲状腺腺瘤的发病率也明显增高。

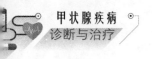

甲状腺腺瘤有什么表现

甲状腺腺瘤相当常见，以 20～40 岁女性最多见。本病初期一般无明显症状，往往是在体检时 B 超发现。病程缓慢，多为数月到数年甚至更长时间，患者因稍有不适或无任何症状，仅在检查时被发现颈部肿物。多数为单发，呈圆形或椭圆形，表面光滑，边界清楚，质地韧实，与周围组织无粘连。无压痛，可随吞咽上下移动。肿瘤直径一般在数厘米，巨大者少见，巨大瘤体可使邻近器官产生受压征象，但不侵犯周围器官。少数患者因瘤内出血而肿瘤突然增大，伴胀痛；有些肿块会逐渐吸收而缩小；有些可发生囊性变。病史较长者，往往因钙化而使瘤体坚硬。有些可发展为功能自主性腺瘤，而引起甲状腺功能亢进症。

什么是毒性甲状腺腺瘤

甲状腺腺瘤一般有两种情况：一种是可以引起甲状腺功能亢进症，甲状腺扫描显示为"热结节"（同位素分布浓聚），这种情况称为毒性甲状腺腺瘤，另一种情况是不引起甲状腺功能亢进症，甲状腺扫描显示为"温结节"（同位素分布与正常甲状腺组织相似）或"冷结节"（同位素分布低于正常甲状腺组织），这种情况则是一种单纯的甲状腺肿瘤。毒性甲状腺腺瘤是由于该腺瘤发生功能增强,产生大量甲状腺激素,从而引起甲状腺功能亢进症的表现。毒性甲状腺腺瘤多见于女性,以 30～40 岁者多见。腺瘤通常是单个,少数可为多发。患者有甲状腺功能亢进症状,体格检查往往发现甲状腺有结节,一般比较大,其直径常达数厘米。血液检查血清 T_3、T_4 水平增高,以 T_3 增高较为明显。甲状腺扫描证实为"热结节",但周围的甲状腺组织同位素分布往往缺乏或减低。

甲状腺腺瘤会癌变吗

部分甲状腺腺瘤可发生癌变,癌变率为 10％～20％。具有下列情况者,应当考虑恶变的可能性:①肿瘤近期迅速增大;②瘤体活动受限或固定;③出现声音嘶哑、呼吸困难等压迫症状;④肿瘤硬实、表面粗糙不平;⑤出现颈部淋巴结肿大。

怎样诊断和鉴别诊断甲状腺腺瘤

甲状腺腺瘤的诊断可参考以下要点。

(1) 颈前单发结节,少数亦可为多发。结节呈圆形或椭圆形,表面光滑、质韧,随吞咽活动。腺瘤生长缓慢,患者多无自觉症状。乳头状囊性腺瘤患者因瘤内出血,瘤体会突然增大,此时患者会有局部胀痛的感觉。

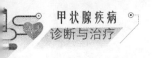
（2）甲状腺功能检查正常。

（3）颈部淋巴结无肿大。

（4）服用甲状腺激素 3～6 个月后肿块不缩小或更突出。

甲状腺腺瘤尚需和以下疾病相鉴别。

（1）结节性甲状腺肿：甲状腺腺瘤有时与结节性甲状腺肿的单发结节不易鉴别。通常情况下，结节性甲状腺肿的甲状腺普遍肿大，有利于两者的鉴别。一般来说，甲状腺腺瘤的单发结节长时间仍属单发，而结节性甲状腺肿经长期病程之后多成为多发结节。另外，甲状腺肿流行地区多诊断为结节性甲状腺肿，非流行地区多诊断为甲状腺腺瘤。在病理上，甲状腺腺瘤的单发结节有完整包膜，边界清楚；而结节性甲状腺肿的单发结节无完整包膜，边界也不清楚。

（2）甲状腺癌：甲状腺癌可表现为甲状腺质硬结节，表面凹凸不平，边界不清，颈部淋巴结肿大，并可伴有声音嘶哑、霍纳综合征等。

哪些检查有助于诊断甲状腺腺瘤

下列检查有助于诊断甲状腺腺瘤。

（1）甲状腺超声波检查：B 超可以明确辨别甲状腺肿块属于囊性或实质性，彩色 B 超还可以观察肿块的血流情况，以此为诊断良、恶性肿瘤提供参考，血流丰富者有恶变可能。

（2）甲状腺摄碘-131 率测定：无论良、恶性肿瘤，甲状腺摄碘-131率多为正常，功能自主性甲状腺腺瘤可以偏高。

（3）甲状腺同位素扫描：甲状腺腺瘤及少数甲状腺癌可以表现为"热结节"或"温结节"，甲状腺囊肿、甲状腺腺瘤囊性变或内出血表现为"凉结节"或"冷结节"，一般轮廓清晰，边界规则。

（4）颈部X线检查：当甲状腺肿瘤巨大时，可见气管受压或移位，部分瘤体内可见钙化影像。甲状腺淋巴造影显示网状结构中有圆形充盈缺损，边缘规则，周围淋巴结显影完整。

（5）血液检查甲状腺各项功能。

甲状腺腺瘤应如何治疗

甲状腺腺瘤有癌变的可能，并可引起甲状腺功能亢进症，一般应手术切除。手术是最有效的治疗方法，无论肿瘤大小，目前多主张做患侧腺叶切除或腺叶次全切除，而不宜行腺瘤摘除术。其原因是临床上甲状腺腺瘤和某些甲状腺癌特别是早期甲状腺癌难以区别。另外，约25%的甲状腺瘤为多发，临床上往往仅能查到较大的腺瘤，单纯腺瘤摘除会遗留小的腺瘤，造成日后复发。对于部分毒性甲状腺腺瘤患者也可采用放射性碘-131治疗。

毒性甲状腺腺瘤如何治疗

患者有甲状腺功能亢进症症状，血液中T_3、T_4升高或患者

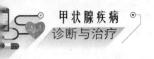

因腺瘤较大有压迫症状和体征时,应考虑手术或放射治疗。手术操作切忌过多挤压瘤体,若瘤体被过多地挤压和牵拉,会使腺体内的甲状腺素进入血液循环,导致甲状腺危象的发生。对于高龄患者,或有严重伴发疾病、颈部手术史或疤痕、甲状腺轻度肿大,以及碘摄取率足够高的毒性甲状腺腺瘤可以采用放射性碘-131 治疗,治疗剂量一般比较大。腺瘤经手术或放射性碘-131治疗后,周围萎缩的正常甲状腺组织逐渐重新恢复功能。抗甲状腺药物在治疗此病时只用于术前控制症状。

甲状腺腺瘤的预后和预防如何

甲状腺腺瘤是甲状腺常见的良性肿瘤,切除后即可治愈,无须特殊治疗及随访,预后良好,偶有复发者,可再行手术治疗。

由于甲状腺腺瘤的病因尚不清楚,目前尚无良好的预防措施,早发现、早治疗是防止病情发展的最好措施。

哪些情况下需要考虑甲状腺癌的可能

当甲状腺结节患者的病史或者体格检查有以下特征时,需要密切注意,及时到内分泌专科医师和外科医师处就诊。

(1)年龄:年龄小于 20 岁或者大于 70 岁者,其颈部可扪及结节为甲状腺癌的可能大于其他年龄者。儿童的甲状腺"热结节"也存在恶性风险,因此也需要进一步评估。

(2)性别:男性甲状腺结节为甲状腺癌的可能性是女性的2倍。

(3)症状:伴有声音嘶哑或者吞咽困难者需要提高警惕。

(4)病史:童年或者青少年期有颈部放射治疗史者发生甲状腺癌的可能性增高。既往有过甲状腺癌病史的患者其甲状腺结节为甲状腺癌的可能性极高,需要密切注意。

(5)体格检查:发现结节质地坚硬、不易活动,或者颈部有肿大淋巴结者应高度怀疑甲状腺癌的可能。

何种血清学指标对甲状腺癌的诊断有帮助

血清降钙素是一项有意义的指标,常规检测血清降钙素可早期检出甲状腺旁细胞增生和甲状腺髓样癌。如果在未经刺激的情况下,血清降钙素超过 100 pg/ml,提示可能存在甲状腺髓样癌。

此外,血清甲状腺球蛋白水平在多数甲状腺疾病时均会升高。可用于评估甲状腺炎的活动度:炎症活动期血清甲状腺球蛋白水平增高。对于甲状腺全切术的甲状腺癌患者,甲状腺球蛋白具有高度的敏感性和特异性,血清 TG 水平的变化有助于监测残留或转移病灶。血清甲状腺球蛋白水平在手术切除甲状腺后降低,而术后随访中重新增高者,需考虑甲状腺癌复发的可能。

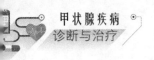

怀孕期间如果发现患有甲状腺癌怎么办

应该进行手术治疗。但是由于处于妊娠这一特殊时期,关系到母婴的安危,因此手术时机的选择至关重要。尚未发现孕妇妊娠期间发现的甲状腺癌比同年龄非妊娠妇女的甲状腺癌恶性程度高,因此目前推荐妊娠期分化型甲状腺癌的手术可推迟至产后施行,但必须每 3 个月复查甲状腺 B 超,监测肿瘤生长速度。可用左甲状腺素片(L-T$_4$)抑制治疗,使血清促甲状腺激素的水平控制在需要的范围内。

对于腺癌在妊娠前半期持续增大或者发生淋巴结转移的妊娠妇女,则推荐在妊娠期进行手术治疗。为了降低流产的风险,手术应选择在第二孕程时进行。

对于妊娠前进行过放射碘治疗的患者应选择在治疗 6 个月后再妊娠,以避免放射线对妊娠结局和后代的影响。

分化型甲状腺癌的治疗目的是什么

对于分化型甲状腺癌,无论选择何种治疗方法,均应该达到以下目的。

(1) 切除肿瘤原发灶、扩散至甲状腺包膜外的病变组织及受累颈部淋巴结。

（2）降低与治疗和疾病相关的致残率。

（3）对肿瘤进行精确分期。

（4）便于在术后择期行放射性碘-131 治疗。

（5）便于医师在术后长期精确监控疾病的复发情况。

（6）有利于将肿瘤的复发和转移危险性控制在最低。

治疗甲状腺癌的手术可分为哪几种

甲状腺癌的手术选择包括全/近全甲状腺切除术和甲状腺腺叶＋峡部切除术。全甲状腺切除术即切除所有甲状腺组织，无肉眼可见的甲状腺组织残存；近全甲状腺切除术即切除几乎所有肉眼可见的甲状腺组织（保留＜1 g 左右的非肿瘤性甲状腺组织，如喉返神经入喉处或甲状旁腺处的非肿瘤性甲状腺组织）。

具体采用何种术式，应该具体病例具体分析，遵循个体化的原则。对于符合下述各项中一项以上的患者，建议行甲状腺全/近全切除术。

（1）肿瘤最大直径大于 4 cm。

（2）多癌灶，尤其是双侧癌灶。

（3）有双侧颈部淋巴结转移或远端转移。

（4）患者童年期有头颈部放射线照射史或放射性尘埃接触史。

（5）不良的病理亚型，需要术后行碘-131 治疗。

（6）伴有腺外侵犯（如气管、食管、颈动脉或者纵隔侵犯）。

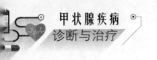

此外,如果甲状腺肿瘤的最大直径介于 1~4 cm 之间,伴有甲状腺癌的高危因素,或者合并对侧甲状腺结节的患者,也可考虑采用甲状腺全/近全切除术。

甲状腺腺叶＋峡部切除术适应于:局限于一侧腺叶内的单发分化型甲状腺腺癌,并且肿瘤原发灶≤1 cm、复发危险度低、无童年期头颈部放射线接触史、无颈部淋巴结转移和远处转移、对侧腺叶内无结节。此外,部分患者尽管肿瘤的最大直径＞1 cm、但≤4 cm 且复发危险度低、对侧腺叶内无结节,也可考虑采用甲状腺腺叶＋峡部切除术,以更好地保护甲状旁腺功能、减少对喉返神经的损伤,同时保留部分甲状腺功能。